DERMATOSES CONGÉNITALES

ET EN PARTICULIER SUR LES

ÉRYTHRODERMIES CONGÉNITALES ICHTHYOSIFORMES AVEC HYPERÉPIDERMOTROPHIE DE VIDAL-BROCQ

PAR

Le Dr Eugène LENGLET

ANCIEN INTERNE DES HOPITAUX DE PARIS

PARIS

G. STEINHEIL, ÉDITEUR

2, RUE CASIMIR-DELAVIGNE, 2

1902

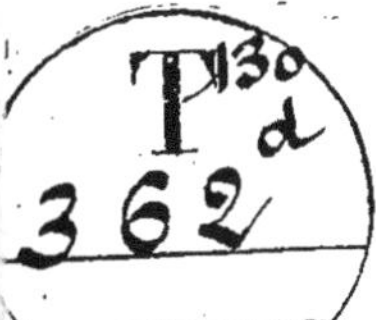

VUE D'ENSEMBLE SUR QUELQUES

DERMATOSES CONGÉNITALES

ET EN PARTICULIER SUR LES

ÉRYTRODERMIES CONGÉNITALES ICHTHYOSIFORMES
AVEC HYPERÉPIDERMOTROPHIE DE VIDAL-BROCQ

VUE D'ENSEMBLE SUR QUELQUES

DERMATOSES CONGÉNITALES

ET EN PARTICULIER SUR LES

ÉRYTHRODERMIES CONGÉNITALES ICHTHYOSIFORMES AVEC HYPEREPIDERMOTROPHIE DE VIDAL-BROCQ

PAR

Le Dr Eugène LENGLET

ANCIEN INTERNE DES HOPITAUX DE PARIS .

———————— ✳ ————————

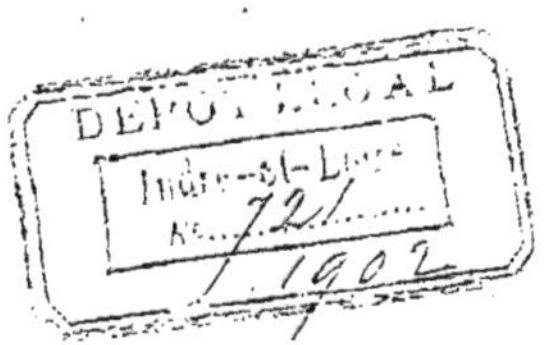

PARIS

G. STEINHEIL, ÉDITEUR

2, RUE CASIMIR-DELAVIGNE, 2

———

1902

A MES GRANDS-PARENTS

ET A MES PARENTS

A MON PREMIER MAITRE DANS L'INTERNAT

M. LE DOCTEUR BROCQ

Hommage très respectueux de ma sin-
cère affection et de ma profonde
reconnaissance.

A MES MAITRES DANS LES HOPITAUX

Externat

M. le Docteur GOMBAULT, 1893, Ivry.
M. le Professeur DUPLAY, 1894, Hôtel-Dieu.
M. le Docteur DEMOULIN, 1894, Hôtel-Dieu.
M. le Professeur POTAIN, 1895, Charité (*In memoriam*).
M. le Docteur TEISSIER, 1895, Charité.

Internat provisoire

M. le Docteur LEBRETON, 1896, Cochin (*In memoriam*).
M. le Docteur RECLUS, }
M. le Docteur FAURE, } Laënnec, 1897, 1er Interne provisoire.

Internat

M. le Docteur BROCQ, 1898, Broca.
M. le Docteur DARIER, 1899, La Rochefoucault.
M. le Docteur DU CASTEL, 1899, Saint-Louis.
M. le Professeur RAYMOND, 1900, La Salpétrière.
M. le Docteur LETULLE, 1901, Boucicaut.

VUE D'ENSEMBLE
SUR QUELQUES DERMATOSES CONGÉNITALES

> « Nous croyons qu'en nosologie il n'existe pas
> de trous dans la chaîne des expressions
> morbides ou des entités morbides vraies. »
>
> (BROCQ, Les Parapsoriasis. *Annales. de derm.
> et de syph.*, mai 1902, p. 462.)

INTRODUCTION

Ce travail est une étude d'ensemble des modifications cutanées consécutives aux anomalies du développement intra-utérin.

Je l'ai entreprise sur les conseils de mon maître M. Brocq et elle est le reflet des travaux d'E. Vidal sur l'hyper-épidermotrophie et de M. Brocq sur les érythrodermies congénitales ichthyosiformes avec hyperépidermotrophie.

Regrettant de n'avoir pas assez à faire pour établir l'existence d'une dermatose que les travaux d'E. Vidal et de Brocq ont, dès le premier effort, définie, limitée et classée, j'ai entre pris une incursion dans le domaine vaste et peu exploré des dermatoses d'origine congénitale; j'ai eu la satisfaction d'y entrevoir des régions mal connues et le regret de n'y pas pénétrer.

Guidé par quelques recherches personnelles sur l'anatomie pathologique de l'une de ces dermatoses congénitales, éclairé surtout par les travaux partiels des chercheurs très nombreux qui ont apporté leur contribution à l'étude de ces questions, je me suis laissé peu à peu pénétrer d'idées que je m'efforcerai d'exposer au cours de ce travail, mais que je veux résumer en quelques mots après l'avoir entrepris.

Les maladies, les états pathologiques et pathogènes de l'embryon et du fœtus sont à l'heure actuelle ignorés, et, lorsque nous voyons apparaître, à la naissance, ou dans le cours des premières années de l'existence, ces maladies que nous dénommons congénitales, nous assistons à la fin d'un spectacle dont le dénouement nous frappe par sa singularité et nous déroute par la variété de ses aspects.

De toutes les péripéties qui le préparent nous ne savons rien, et il ne nous est pas possible de reconstituer le passé en usant des données du présent. Une seule voie paraît ouverte, lente et pleine d'obstacles, celle de l'expérimentation : nous ne l'avons pas suivie. A peine avons-nous pu deviner quelques-uns des moments de l'acte pathogène et apprécier quelques-unes de ses conséquences : l'idée dominante de ce travail en est sortie.

Les dermatoses d'origine congénitale, si variées que soient leurs manifestations cliniques, obéissent toutes à des lois strictes et précises que l'avenir déterminera. Elles sont caractérisées actuellement par des formes cliniques que nous rapprochons pour en faire des entités morbides, mais ces formes cliniques ne sont guère que des réactions sans personnalité, parce qu'elles peuvent, sous la même apparence objective, cacher des causes diverses et parce que la même cause, différemment appliquée, peut créer des formes objectives variées.

Les dermatoses congénitales peuvent donc être semblables ou dissemblables dans leurs apparences, sans qu'il en faille induire autre chose que la résultante de forces très diverses dans leur intensité et dans leur direction peut, le cas échéant, être de même sens ou de même valeur. Ce n'est pas, semble-t-il, l'observation seule, qui permettra de déterminer à coup sûr la signification des anomalies de développement intra-utérin, c'est l'étude expérimentale des composantes dont elles sont la résultante.

Dès maintenant nous pouvons affirmer qu'il n'y a entre les types des dermatoses congénitales que des séparations schématiques, factices. La médecine a procédé ici comme partout ailleurs, en fixant des types morbides, comme on fixe des nuances, des tons, des odeurs fondamentales, mais c'est là question de perception, car entre ces tons, ces nuances et ces odeurs, il y a place pour la chaîne infinie des ondes qui les unissent, comme il y a place entre les types dermatologiques des anomalies congénitales, pour toutes les variétés, qui, dans l'absolu des faits, les font passer de l'une à l'autre sans transition sensible.

CHAPITRE PREMIER

Aperçu embryologique.

Il est nécessaire d'exposer brièvement ce que nous savons de l'embryologie de la peau, avant d'entreprendre la critique et l'essai de classification des lésions, qui se rattachent aux anomalies de développement du tégument.

Nous ne reprendrons pas l'histoire des premiers stades de l'évolution embryonnaire, nous n'envisagerons que l'organisation des tissus épithéliaux et conjonctifs de la peau à partir de la fin du premier mois de la vie embryonnaire.

Jusqu'à la fin du second mois l'épiderme est très mince et deux couches de cellules le constituent. De ces deux couches l'une profonde correspond à la couche génératrice, l'autre superficielle représente *la couche épitrichiale des animaux*. Cette dernière nous intéresse tout particulièrement.

L'épitrichium. — L'épitrichium a été décrit pour la première fois par Welker (1) en 1864 chez l'embryon de l'aye–aye ou paresseux, plus tard ce même auteur l'étudia chez d'autres mammifères et chez l'homme.

Kerbert (2) en reconnut l'existence chez les reptiles.

Jeffries (3) et récemment Rosenstadt (4) l'ont trouvé chez les oiseaux.

(1) Welker, *Haut von Bradypus*. Halle, 1864.
(2) Kerbert, Skin, *Archiv für microsc. Anat.*, Bd xiii, 5, 262,1877.
(3) Jeffries, *Proc. Boston Soc. Nat. Hist.*, t. XXII, 3, 241, 1883.
(4) Rosenstadt, Ueber das Epitrichium des Hübnchens. *Archiv mic. Anat.*, Bd 49, p. 561-585, 1897.

L'homologue de la couche épitrichiale des animaux existe chez l'homme mais son développement est beaucoup plus restreint. Les travaux de Bowen (1) Ohmann-Dumesnil (2) ont contribué à faire connaître cette formation temporaire.

Voici, d'après ces auteurs, quelles sont les particularités intéressantes se rapportant à cette formation épithéliale. Comme son nom l'indique l'épitrichium s'étend sur la surface de la peau des animaux en recouvrant la première production pilaire comme un vernis. Tandis que chez les animaux cette couche forme une sorte de membrane distincte, elle est réduite chez l'homme à un plan de cellules, qui est l'assise la plus externe de l'épithélium, l'assise épitrichiale de Welker.

Chez l'embryon humain de la fin du deuxième mois, l'ectoderme est composé presque partout de deux rangées de cellules distinctes. L'assise profonde est constituée par des cellules petites, assez régulièrement ordonnées, peu élevées, presque plates, à noyau petit. Ces cellules reposent sur la vitrée qui les sépare du mésenchyme d'où va dériver le derme, elles représentent la couche permanente, celle dont les cellules se différencieront plus tard pour former l'ensemble de l'épiderme adulte.

La couche externe, ou assise épitrichiale est formée de cellules beaucoup plus volumineuses, plus irrégulières dans leur disposition, globuleuses ou polygonales, ayant au centre un noyau distinct. Le protoplasma de ces cellules paraît peu abondant et comme ratatiné autour du noyau, ce qui, sans doute, est dû à l'action des fixateurs, ou aux transformations subies par l'épithélium avant l'expulsion du fœtus. Cette couche externe demeure reconnaissable du 2e au 6e mois de la vie intra-utérine. Elle n'a rien de commun avec une couche en voie de kératini-

(1) Bowen, Die Epitrichialschicht der menschlichen Epidermis. *Anatom. An. zeiger*, 1889, nos 13-14, *Monatsh. f. prak. Derm.*, t. I, p. 200, 1896.

(2) Ohmann Dumesnil, Ueber das Epitrichium beim Menschen, dessen physiologische Funktionen, sowie Einfluss auf die Entstehung von Hautkrankheiten. *Monatshefte für prak. Derm.*, t. II, 1895, p. 113.

sation normale, comme le prouvent l'existence de noyaux ronds volumineux la forme globuleuse des cellules et leur contenu souvent granuleux. D'après Bowen les rapports de leurs dimensions avec celles de la couche profonde sont les suivants : les cellules de l'assise épitrichiale ont un diamètre moyen de 20 µ avec un noyau de 8 µ ; les cellules de la couche profonde, plus petites, ont un diamètre de 15 µ avec un noyau de 4 µ.

A mesure que l'on avance dans le développement, ces cellules se différencient plus nettement et deviennent peu à peu complètement indépendantes de la couche profonde. On ne saurait admettre que l'épitrichium prenne part à la formation de la couche épithéliale définitive superficielle, du stratum lucidum et du stratum corneum. Il faudrait, pour qu'il en soit ainsi, que la jonction de la couche épitrichiale et de la couche profonde survienne avant l'époque du développement des poils et que ceux-ci traversent la couche nouvelle résultant de la fusion de la couche épitrichiale avec la couche profonde. L'épitrichium est, au contraire, soulevé par la croissance du poil qui ne le traverse jamais et ses cellules ne manifestent, à aucune époque, de tendances à l'évolution cornée.

L'assise épitrichiale est très différemment développée suivant les points que l'on considère. A la paume de la main et aux pieds, elle est composée de deux à quatre rangées de cellules irrégulières, à parois épaisses, se colorant fortement, ayant presque toutes un gros noyau et auxquelles Zander a donné le nom de cellules vésiculeuses. A mesure que le développement s'accentue ces cellules disparaissent ; dans le cours du sixième mois elles ne forment plus que des îlots disséminés, au septième mois il n'en existe plus aucune, sauf au niveau de l'ongle. Toutefois cette dernière assertion n'est pas admise par nombre d'auteurs, et il y aurait intérêt à reprendre à ce point de vue l'étude du développement et de l'évolution des couches unguéales et de l'épitrichium général.

Les hypothèses, touchant la nature et la fonction de la couche épitrichiale, n'ont reçu jusqu'ici aucune confirmation scientifique. Quelques auteurs ont voulu y voir une membrane destinée à protéger par son imperméablilité l'épithélium et à en empêcher la macération. Le pouvoir de l'épitrichium est rendu plus considérable encore par l'action de la sécrétion sébacée qui, maintenue et recouverte par l'épitrichium, devient elle-même plus hautement protectrice.

Cette hypothèse ne va pas sans quelques objections ; la plus grave de toutes, c'est que jamais les rapports exacts de l'assise épitrichiale avec la fonction sébacée n'ont été établis. Il est à peu près impossible de comprendre comment la vitalité d'une assise cellulaire de ce genre peut se maintenir si longuement après le début de la formation des germes sebacéo-pilaires et de l'éruption des poils. Il faut, semble-t-il, reprendre actuellement la question au triple point de vue de l'épitrichium des régions glabres et dépourvues de glandes sébacées, région unguéale, paume et plante ; de l'épitrichium des régions fortement productrices de poils, cuir chevelu, sourcils ; enfin de l'épitrichium du reste du tégument. Comme l'a fait remarquer Bowen le cordon ombilical se prête particulièrement à l'étude de l'évolution de l'assise épitrichiale, mais la structure particulièrement simple du revêtement de cet organe rend difficile et peut-être erronées les déductions que l'on tenterait sur les rapports de l'épitrichium et des assises épithéliales profondes de la peau du reste du corps.

D'emblée cependant, nous pouvons remarquer que, les destinées de l'assise superficielle, ou assise épitrichiale, sont intimement liées à l'évolution des organes sébacéo-pilaires et peut-être sudoripares. La formation épitrichiale peut persister localement, soit que l'évolution des annexes sébacéo-pilaires ne se fasse pas ou soit anormale ; soit que les sudoripares elles-mêmes manquent, ou soit que des rapports anormaux de nutrition s'établissent entre la couche épithéliale proprement dite, couche profonde, sous-épitrichiale, et la couche temporaire, superficielle, couche épitrichiale. Nous verrons plus loin la conséquence possible de ces faits.

Jusqu'à ce jour malheureusement ces conceptions sont restées à l'état théorique et, malgré que l'on ait pu démontrer, par les réactions histo-chimiques, la différence normale de la nature des cellules épitrichiales et des cellules sous-jacentes, il est impossible d'affirmer, qu'il existe des maladies, dans lesquelles les couches épithéliales superficielles transformées sont bien d'origine épitrichiale. Si les cellules globuleuses de la couche de Welker, ont le pouvoir de se kératiniser et de continuer leur évolution en augmentant l'épaisseur totale de la couche cornée, nous sommes incapable de prouver, que les kératoses que nous imputons à leur persistance, soient l'effet réel de cette permanence. En un mot il n'y a pas de réaction histologique qui nous permette de dire dans l'examen d'une kératose : ceci est la couche épitrichiale persistante transformée et capable de multiplication, ceci est la couche sous-épitrichiale normale ou anormale.

La question de l'évolution de la couche superficielle de l'épiderme embryonnaire soulève encore d'autres difficultés d'un ordre plus élevé et plus général : la formation épitrichiale existe-t-elle chez les anamniotes ? A-t-elle son homologue dans toute la série des vertébrés ? On conçoit d'emblée la grande importance de cette question, car il est fort possible que l'épiderme des poissons et des batraciens ait, lui aussi, des formations homologues beaucoup plus importantes et que l'étude de ces vertébrés inférieurs puisse seule éclairer le problème de la signification de l'épitrichium dans la série des vertébrés amniotes.

La disparition complète et définitive de l'épitrichium au septième mois de la vie intra-utérine, ne semble pas favorable à l'hypothèse, qu'un rôle protecteur contre la macération amniotique lui soit dévolu. Il semble bien plutôt que cette couche ne soit que le vestige d'un organe épithélial n'ayant plus sa raison d'être chez les vertébrés supérieurs, tandis que les couches profondes de l'épithélium, acquièrent au contraire, chez eux, une importance inversement proportionnelle à celle qu'elles avaient, chez les animaux pourvus d'un épitrichium.

Avant d'en finir avec l'épitrichium ou mieux avec l'assise épithéliale des cellules vésiculeuses de Zander qui seule le représente au cours de la vie embryonnaire de l'homme, nous insisterons de nouveau sur le fait que cette couche peut, dans des conditions à déterminer, continuer à vivre et à évoluer sur l'épithélium profond et provoquer l'apparition de dysgenésies et de dystrophies cutanées variables suivant la combinaison des facteurs suivants : 1° agénésie ou dysgénésie de la couche épithéliale profonde accompagnée à un degré variable de l'agénésie, de l'hypogénésie ou de la dysgénésie des phanères ; 2° rapports de cohésion de l'épitrichium et des couches qui représentent l'épithélium proprement dit ; 3° étendue et siège des productions épitrichiales persistantes ; 4° nature des altérations ou des déviations biologiques de la fonction épithéliale ; 5° époque du début et évolution des lésions.

Ce simple aperçu fait prévoir suffisamment la complexité des phénomènes nosologiques résultant de l'évolution anormale de l'épithélium commun, nous allons voir par la suite, que des anomalies de développement et d'évolution des phanères, viennent encore rendre plus ardu le problème de la classification des dermatoses d'origine congénitale.

L'ongle. — Avant d'esquisser le développement des poils, des sébacées et des sudoripares, nous nous arrêterons *à l'ongle*, car l'étude de son développement est la suite naturelle des rapports de la couche des cellules vésiculeuses de Zander ou couche épitrichiale de l'homme avec l'épiderme général. Nous rappellerons d'abord ce que l'on sait de précis de l'embryologie de l'ongle.

Nous ne saurions mieux faire, pour jeter quelque lumière dans la description qui va suivre, que de rattacher l'ongle humain à l'ongle d'animaux dont la disposition anatomique adulte rappelle la disposition embryonnaire de l'homme. Une phrase de Ranvier (1) mettra les choses au point.

« Chez l'homme adulte, la substance unguéale est complètement à nu sur la face dorsale de l'ongle, aussi bien au niveau de son corps qu'au niveau de sa lunule qui correspond à la matrice. Il n'en est pas de même chez certains animaux. Chez les ruminants, les pachydermes et les solipèdes, l'ongle est recouvert d'une couche qui est l'analogue de la couche cornée de l'épiderme et qui, dans les coupes faites après l'action de l'alcool fort et traitées par le picro-carminate, se colore en jaune veiné de rouge, tandis que l'ongle proprement dit se colore en jaune franc. Cet épidermicule de l'ongle est fourni par le repli sus-unguéal, dont le revêtement épithélial, croissant comme l'ongle lui-même, le recouvre en contractant avec lui une adhérence solide et masque complètement le sillon dermique dans lequel il est serti.

« Il est un stade de développement chez l'homme où l'ongle se présente sous la forme d'une plaque comprise dans l'épaisseur même de l'épiderme et se fondant insensiblement avec lui en avant. Les ongles des animaux que nous venons d'indiquer ont donc leur équivalent dans l'ongle embryonnaire de l'homme. »

Le premier vestige de l'ongle, manifeste son existence à la fin du deuxième mois de la vie intra-utérine, alors que l'embryon a atteint 4 centimètres et demi de longueur. Chez les embryons de 2 centimètres trois quarts on ne voit rien. D'après Okamura (2) le champ unguéal n'est pas encore limité à cette

---

(1) Ranvier, *Traité technique d'histologie*. Paris, 1889, p. 675 et suiv.

(2) Okamura, Ueber die Entwickelung des Nagels beim Menschen. *Archiv für Derm. u. Syph.*, 1900, Bd 52, H. 2.

époque, mais il est reconnaissable aux trois ou quatre rangées cellulaires qui le constituent. C'est à cette formation que
Hensen (1) a donné le nom de préongle ou ongle primordial.
Chez l'embryon de trois mois on distingue nettement les limites
de la multiplication épithéliale qui marque le siège de l'ongle, et
l'examen montre, à cette époque, que l'ongle est composé d'une
couche profonde, représentant le corps muqueux de Malpighi et
reposant sur le derme cutané et d'une couche superficielle, formée
de deux à trois rangs de cellules déjà kératinisées, ou en voie
de transformation cornée. Ces couches primitives de l'ongle sont
constituées par une invagination partie de la couche profonde
des cellules épidermiques et s'enfonçant presque perpendiculairement vers la phalangette. La couche superficielle de l'épiderme
passe sur cette invagination et contribuera à former plus tard
l'éponychium de Unna. Mais cet éponychium, regardé par
Unna (2) comme l'homologue de l'épitrichium ne lui est pas
analogue, et l'épitrichium est, ici comme pour le reste des
téguments, une formation particulière superposée à l'éponychium.
Il n'y a peut-être d'ailleurs dans cette divergence de vues qu'une
question d'interprétation. L'ongle se forme, d'après ce que nous
venons de voir, au centre même des lames épidermiques dans les
quelles il est inclus. Il s'accroît progressivement d'arrière en avant,
car, dès la vie fœtale, c'est la région matricielle qui en produit
la plus grande partie, et vers le sixième mois seulement il rompt
l'éponychium. Chez l'adulte on peut regarder la lame épidermique
qui recouvre la partie postérieure de l'ongle au voisinage de la
lunule et en avant de la matrice comme le vestige de l'éponychium fœtal. Arloing a donné à cette lame le nom de *périonyx*.

Notre plan de travail ne comporte pas que nous insistions da-

(1) HENSEN, Beitrag zur Morphologie der Körperform und des Gehirns des menschlichen Embryos. *Archiv f. Anat. u. Entwicklungsgeschichte. Anat. Abth.*
Leipzig, 1877.

(2) UNNA, Der Nagel, *Monatshefte für Prak. dermat.*, 1889, t. II, p. 79.

vantage sur l'embryologie des diverses couches de l'ongle. Nous ne pouvons que renvoyer aux travaux de Gegenbaur (1), de Zander (2), d'Unna, de Pollitzer (3), de Boas (4); nous ferons remarquer seulement, que les lésions unguéales d'origine congénitale, peuvent être le résultat de l'évolution anormale de l'épitrichium, mais qu'il est peu probable qu'une lésion, portant sur cette seule assise, soit capable d'entraver le développement normal des cellules formatives de l'ongle. Il est au contraire très vraisemblable que les troubles dans l'évolution de l'éponychium et surtout dans l'évolution des cellules destinées à la constitution du limbe, du lit et du manteau de l'ongle, sont à l'origine de toutes les altérations unguéales congénitales, exception faite pour quelques troubles trophiques associés à l'épidermolyse bulleuse, dont nous aurons à nous occuper plus loin. La différenciation rapide des couches unguéales dans le cours de la vie embryonnaire, l'apparition de la couche granuleuse et de la couche homogène de Zander, bien avant que la lame cornée et la couche granuleuse qui paraissent leur correspondre se soient formées dans la peau du reste du corps, font prévoir que les dystrophies unguéales et les dysgénésies affecteront une allure souvent indépendante des dystrophies et des dysgénésies épithéliales proprement dites. Il peut donc y avoir des maladies unguéales d'origine congénitale sans qu'il y ait maladie congénitale du reste du tégument, ce qui n'exclut pas la possibilité de l'évolution successive des deux ordres de dystrophies embryonnaires. Une autre raison non moins importante sépare l'ongle du reste de l'épiderme, c'est le fait que les cellules du lit de l'ongle qui correspondent au

---

(1) GEGENBAUR, Zur Morphologie des Nagels, *Morphol. Jahr.*, t. X, 1885.

(2) ZANDER, Die frühesten Stadien der Nagelentwickelung und ihre Beziehungen zu den Digitalnerven. *Arch. f. Anat. u. Entwicklungsgeschichte*, 1884.

(3) Ueber die Natur der von Zander im embryonalen Nagel gefundenen Körnerzellen. *Monatsh. für prakt. Dermat.*, 1889, t. II., p. 346.

(4) BOAS, Ein Beitrag zur Morphol. der Nagel, Krallen, Hufe und Klauen der Saugethiere, *Morphol. Jahr.*, t. IX, 1884.

stratum granulosum ne produisent pas de kératohyaline, mais une substance granuleuse sensiblement distincte de celle du *stratum granulosum ;* aussi la kératinisation unguéale s'accomplissant par un mécanisme spécial, les affections qui modifient dès la vie utérine l'épiderme général, ne modifient-elles pas au même degré, ou même n'agissent-elles pas sur la vie et les transformations unguéales.

Poils et glandes. — *L'évolution des glandes cutanées et des poils* n'est pas moins importante dans la genèse des malformations et des affections systématisées ou généralisées du tégument : l'étude de leur développement montre qu'il se produit, au moment où va se manifester le bourgeon ectodermique profond qui leur donnera naissance, des modifications concomitantes dans le derme sous-jacent. Ces modifications n'ont pas été suffisamment mises en lumière, et, bien que les auteurs les aient signalées, ils n'ont pas cherché à donner de ce phénomène les interprétations qu'il paraît comporter. Nous nous contentons de signaler le fait sans vouloir faire d'autre remarque que celle-ci : l'antagonisme ou le parallélisme des évolutions conjonctives et épithéliales se manifestent à toutes les époques de la vie fœtale. Dès le commencement du troisième mois de la vie utérine on voit se former, aux dépens de la couche profonde de l'épithélium, des bourgeons arrondis qui font saillie dans le derme. Dans les points correspondants à ces épaississements, le tissu conjonctif se multiplie et forme, un peu latéralement, de véritables nodules conjonctifs. Cette disposition latérale paraît avoir pour effet de faire proliférer à sa rencontre le bourgeon épithélial qui va former la phanère. Il en résulte que, dans le cas du poil, la papille se trouve située après quelque temps d'évolution dans un plan perpendiculaire à la peau, différent du plan perpendiculaire qui correspond au point de la prolifération primitive, d'où l'obliquité ordinaire des poils de la profondeur vers la superficie.

Dans l'ébauche du poil ainsi formée se différencient trois parties bien distinctes : 1° la zone papillaire ; 2° le cône pileux primitif et la gaine interne du poil ; 3° la gaine externe ; aux dépens de cette dernière naît le germe de la glande sébacée. Le point où se forme celle-ci marque la zone de division du poil embryonnaire en deux parties bien distinctes, l'une sus-jacente, l'autre sous-jacente au futur point d'abouchement de la glande sébacée. Quand l'accroissement en profondeur du poil a cessé de se produire, la substance du poil, ses cellules, naissent toutes par multiplication des cellules du cône pileux et la gaine externe demeure indifférente. Il se produit là un phénomène très analogue à celui qui survient dans la genèse de l'ongle, au cours de laquelle un point seul de l'invagination épithéliale prend part à la prolifération qui donne naissance à l'ongle. Une autre analogie existe encore dans l'évolution de ces deux phanères : la prolifération qui donne naissance au poil comme celle qui donne naissance à l'ongle se produisent à l'intérieur de couches épithéliales indifférentes au processus formateur. Pour l'ongle la prolifération se fait au-dessous de l'éponychium, pour le poil elle se produit au-dessous de la gaine épithéliale interne. Dernière analogie, le poil comme l'ongle rompt les enveloppes épithéliales indifférentes qui enferment son extrémité en croissance : l'ongle rompt l'éponychium qui devient le périonyxis; le poil rompt la gaine épithéliale interne et la traverse au niveau du collet des sébacées, que cette gaine atteint par son extrémité supérieure, mais ne dépasse pas dans le poil adulte. Enfin le processus de kératinisation du poil se produit par l'intermédiaire d'une variété de kératohyaline qui paraît identique à celle qui intervient dans la kératinisation de l'ongle.

Certains processus embryologiques anormaux sont remarquables, précisément parce qu'ils frappent à la fois le poil et l'ongle, à l'exclusion de tous les autres organes d'origine et de nature épidermiques. Ces processus sont parfois héréditaires.

Les cas de White, Nicolle et Halipré en sont des exemples.

En outre des anomalies possibles dans la genèse de la papille et du cône pilaire primitif, anomalies qui peuvent se traduire par la croissance irrégulière du poil ou par son absence totale, d'autres anomalies sont dues à la persistance d'un tube épithélial plein au-dessus du cône pilaire primitif et à la formation incomplète des sébacées.

En effet, sous l'influence de l'évolution sébacée des cellules glandulaires, il se produit, dans le bourgeon plein sus-jacent au collet de ces glandes, qui représentera plus tard l'infundibulum sébacéo-pilaire, une transformation graisseuse, sébacée, des cellules centrales du bourgeon, et l'éruption du poil est favorisée par ce ramollissement du centre du bourgeon : on a donné à cette partie centrale de l'invagination le nom de chemin de Gœtte. « On conçoit, comme nous l'écrivions dans une note insérée dans l'article Kératose pilaire du docteur Veyrières (1), que si l'évolution des sébacées ne se fait pas, que si elles sont absentes ou insuffisantes, le chemin de Gœtte manquera et le poil restera inclus dans des couches cellulaires dont il ne pourra trouver l'issue... L'insuffisance d'évolution pourra porter non seulement sur les sébacées, mais sur les gaines et la papille du poil lui-même, et on aura alors les formes d'invagination incomplète que nous avons vues dans la kératose pilaire. »

Les anomalies résultant de la *dysgénèse des sudoripares* sont beaucoup moins connues. Leur origine est au début la même que celle des germes sébacéo-pilaires, elles sont d'abord constituées par des bourgeons pleins, rectilignes. Elles se différencient des poils en ce qu'elles n'ont pas de nodule conjonctif leur formant une calotte basale. Leur évolution ultérieure est très lente, et ce n'est guère qu'au moment de la naissance et

____

(1) VEYRIÈRES, Kératose pilaire. *Pratique dermatologique*, t. II, p. 964. Masson.

dans les premières semaines de la vie extra-utérine qu'elles s'ouvrent à l'extérieur.

Derme. Vaisseaux. Nerfs. — L'importance de l'*évolution du derme* dans l'apparition des malformations cutanées et des lésions congénitales de la peau nous échappe actuellement à peu près complètement et ne paraît pas avoir jusqu'ici attiré l'attention des observateurs. Il n'est cependant pas indifférent que la différenciation du derme papillaire et de l'hypoderme se produisent dans le temps normal, au commencement du troisième mois de la vie embryonnaire, ou qu'elle n'ait lieu au contraire que beaucoup plus tard, en désaccord avec l'évolution des germes sébacéo-pilaires. Malheureusement l'évolution des éléments conjonctifs et vasculaires de la peau est encore très obscure et à peu près sans signification. Si probable que soit l'origine de certaines lésions, dans des anomalies germinatives du mesenchyme cutané, les maladies d'ordre congénital dans lesquelles prédominent les altérations vasculaires sont encore totalement ignorées. Il en existe cependant, et le rapport que nous signalions plus haut entre les proliférations conjonctives et le bourgeonnement des épithéliums suffirait à le prouver. Il est permis même de se demander si le phénomène épithélial est subordonné à l'action conjonctive ou lui est prémonitoire. Il ne semble pas, à priori, impossible de résoudre cette question par l'expérimentation.

Quant au développement des nerfs il est encore moins connu, et nous ne pouvons faire à cet égard la moindre hypothèse sur leur action trophique dans le cours de la vie fœtale.

Ce que nous venons de dire permet de supposer qu'il existe un grand nombre d'affections congénitales inconnues, mais, si l'on veut bien remarquer que beaucoup d'organes du tégument externe subissent dans leur évolution de longues périodes de somnolence comme il arrive pour le plus grand nombre des poils, pour les sudoripares, pour les sébacés, les glandes mammaires, on se rendra compte que, le trouble d'origine congénitale apporté aux fonctions de la peau, par un vice d'évolution embryonnaire, peut ne se révéler qu'à une époque très variable de l'existence, au moment de la puberté par exemple, et que l'étude de ces lésions d'origine congénitale ne devrait pas se borner seulement aux constatations qu'il est facile de faire dans les premiers mois de la vie, mais qu'elle devrait s'étendre à celles qui évoluent seulement à l'occasion de la reprise d'activité physiologique d'organes somnolents depuis l'âge embryonnaire ou fœtal.

Avant d'entrer dans leur description nous ferons remarquer que nous manquons actuellement de documents sur l'état du développement des divers organes du tégument, dans les diverses régions du tégument à la même époque de la vie intra-utérine. Il est fort probable que l'on trouverait dans cette étude la clef de nombreux phénomènes qui nous échappent encore. La disposition des éruptions, leur prédominance en certains points, leur absence non justifiée en d'autres seraient parfois éclairées par cette étude.

CHAPITRE II

Lésions de développement des phanères et des glandes.

Il n'est pas indifférent que nous commencions la description des lésions congénitales en étudiant les altérations de l'épithélium général ou, au contraire, les altérations particulières des phanères. En effet, comme nous le verrons au cours de cet exposé, les lésions des phanères sont assez fréquemment le seul symptôme de l'existence d'une anomalie de l'évolution embryonnaire, et l'on peut dire que ces lésions se suffisent à elles-mêmes. Au contraire les anomalies d'évolution de l'épithélium général sont le plus souvent accompagnées de lésions des phanères. Allant donc du simple au composé nous étudierons d'abord les anomalies du développement des annexes de l'épithélium.

Il est impossible, et il est en tout cas inutile, de séparer dans cette étude les sébacées des poils. C'est sur ces appareils que se manifestent le mieux les lésions d'origine congénitale, et elles se traduisent par un ensemble de symptômes qui est à peu près toujours le même : agénésies papillaires, atrichoses, hypotrichoses, hypertrichoses ; kératoses ; kystes épidermiques et sébacés ; imperforation des conduits sébacéo-pilaires, tels sont les phénomènes élémentaires de la lésion congénitale sébacéo-pilaire dont nous nous occuperons.

Dans cet exposé nous négligerons volontairement un certain nombre de maladies d'ordre congénital parce que notre intention est surtout, comme nous l'avons déjà dit, d'essayer une synthèse d'un groupe morbide important et que nous ne voulons pas trop nous en écarter en faisant d'inutiles incursions dans tout le domaine des lésions embryologiques.

De toutes les affections dues à la dysplasie des phanères, l'alopécie congénitale est la plus importante. En dehors de l'alopécie par aplasie sébacéo-pilaire ou papillaire, il existe un certain nombre d'états qui frappent la papille dans son évolution sans empêcher totalement sa fertilité : telles sont les alopécies d'origine kératosique et les alopécies du monilethrix. Il existe encore de nombreuses variétés d'alopécies congénitales de nature obscure dont la classification est fort ardue.

Cette classification serait sans doute plus aisée si chacune des observations était accompagnée du détail clinique suffisant et si l'évolution des poils dès la naissance y était rapportée. Malheureusement beaucoup d'observations ne portent que la constatation du fait acquis, l'anamnèse n'y est pas suffisamment étudiée, ce qui est de haute importance.

Quant à l'histologie, elle est également très incomplète dans la plupart des cas et cependant elle est seule capable de fournir d'utiles renseignements sur l'état des phanères et des glandes.

Les lésions que l'on constate à l'examen microscopique des alopécies congénitales portent sur les gaines du poil, sur les sébacées et sur l'épithélium voisin. Elles ont une importance et une intensité variables, mais au degré près, elles ont les unes avec les autres une analogie très grande.

Nous ne pouvons mieux faire pour connaître ces lésions, que les étudier dans les processus définis où elles sont le plus intenses, en particulier dans la kératose pilaire et dans le monilethrix.

Monilethrix. — *L'histologie du monilethrix, ou aplasie moniliforme intermittente,* telle qu'elle a été décrite jusqu'ici n'est pas complètement satisfaisante, et il ne semble pas que les auteurs aient tenu un compte suffisant de l'état des sébacées et de l'épithélium, car il est probable que dans les cas nombreux où le monilethrix était accompagné de kératose pilaire les lésions populeuses du cuir chevelu devaient par quelques points au moins, rappeler l'histologie de cette dermatose. Or nous trouvons dans les divers auteurs, d'assez longues descriptions de la forme du poil, qui ne saurait nous intéresser beaucoup ici, nous y trouvons notées quelques lésions des gaines papillaires, en particulier des gaines de Huxley et de Henle. La gaine de Huxley montre un épaississement correspondant au rétrécissement du cheveu, ce que Scott et Beatty (1) ont expliqué par la kératinisation précoce de la gaine de Henle, la gaine de Huxley seule gardant sa plasticité et son activité.

Le peu de renseignements que nous avons sur l'histologie des annexes des poils dans le monilethrix nous oblige à demander des notions plus précises à la kératose pilaire. Nous devons auparavant faire remarquer qu'en outre des cas où le monilethrix est cliniquement accompagné de kératose pilaire, il en est d'autres où le poil du monilethrix s'enroule sous les couches épithéliales comme celui des papules de kératose ; et que l'on peut trouver des papules d'apparence kératosique contenant des poils annelés.

Le rapprochement de la kératose pilaire et du monilethrix n'a donc rien que de très justifié théoriquement au moins, en envisageant la question sous un angle un peu étroit ; mais ce n'est pas tant pour constater la parenté de ces deux affections que pour des raisons que nous exposerons plus loin que nous les rapprochons.

Kératose pilaire. — Nous avons pu constater, en étudiant *l'histologie de la kératose pilaire* qu'on y rencontrait quelques altérations très intéressantes et très importantes au point de

(1) W. BEATTY und J.-A. SCOTT, Pili moniliformes -monilethrix. *Monatshefte für prak. Derm.*, Bd XV, p. 217.

vue de la pathogénie de cette affection. Les notes qui vont suivre sont le résumé de nos observations sur ce sujet, dont les points essentiels ont été indiqués dans la *Pratique dermatologique* (1). Au niveau des follicules pileux kératosiques la couche cornée passe sans s'interrompre sur l'orifice folliculaire. Elle oblitère de la même façon des tubes épithéliaux creux ou pleins que l'on aperçoit çà et là dans les coupes et dont nous aurons à étudier la signification. Les couches épithéliales sous-jacentes sont transformées très diversement d'un nodule à l'autre ; on y note l'existence d'un *stratum granulosum*, de cellules œdémateuses et nucléées qui traduisent la parakératose et sont situées immédiatement au-dessous de la couche cornée. Les cellules du *stratum spinosum* ont de multiples altérations, atrophie du noyau, dégénérescence vacuolaire, atrophie du protoplasma. Les fentes du suc sont élargies. Il n'y a pas de diapédèse intercellulaire. Toutes ces lésions sont, en somme, banales.

Beaucoup plus intéressant est l'état des sébacées, du follicule pileux et des invaginations épithéliales.

La papille est rudimentaire, déformée, pourvue de prolongements comparables à ceux qui se produisent dans les poils en voie de remplacement, avec cette différence que ces prolongements ne présentent aucune trace de poil. Du poil nous ne dirons rien, on connaît sa disposition. Cependant nous devons faire remarquer, qu'assez fréquemment il perfore les enveloppes de son follicule et pénètre dans le tissu conjonctif dermique, où il décrit un trajet variable. Or cette pénétration n'est pas, dans les papules jeunes et non excoriées, l'occasion de la moindre réaction inflammatoire dans la partie du tissu conjonctif traversée. Nous signalons ce fait en passant parce qu'il prouve que la kératose pilaire n'a rien à voir avec une inflammation banale et que, s'il faut pour ses lésions admettre la possibilité de réactions inflamma-

(1) VEYRIÈRES, Art. Kératose pilaire, *la Pratique dermatologique*, t. II.

toires, il les faut comprendre bien différemment des lésions de cette nature qui sont le résultat d'une infection. Le collet du follicule est oblitéré.

La glande sébacée annexe du poil est remarquable par plusieurs caractères importants. Ses cellules sont toutes au même point de l'évolution ; la glande ne présente pas de sébum libre, toutes les cellules sont intactes. Le collet de la glande se continue comme il le fait normalement avec la gaine radiculaire externe du poil, mais les cellules centrales n'ont pas subi la dégénérescence sébacée, il n'y a pas de sébum dans le canal pilaire, et l'orifice pilo-sébacé lui-même est remplacé par une couche cellulaire pleine dont les caractères répondent à ceux de la couche de Malpighi.

Il va sans dire que cette oblitération de sébacées et du follicule est relativement rare qu'il faut pour la mettre en évidence pratiquer de nombreuses coupes sériées, mais nous avons choisi ce type parce qu'il est le plus propre à étayer les idées que nous soutenons. D'ailleurs ce que nous allons dire maintenant est, s'il est possible, plus important encore.

Çà et là dans la papule on voit partir de la couche profonde de l'épiderme des tubes épithéliaux pleins, ou évidés partiellement, mais oblitérés à la surface, soit par la couche cornée, soit par les cellules mêmes du réseau de Malpighi avec lequel se continuent les parois du tube. Ces tubes, arrivés à une profondeur variable se comportent différemment : tantôt ils s'élargissent en une cavité kystique dont le centre est rempli de lamelles flottantes, non serrées, tantôt ils se terminent en papille ou en formation vaguement papillaire d'où naît un poil qui se contourne irrégulièrement à une distance variable de son origine et pénètre dans le tissu conjonctif voisin sans le faire réagir. D'autres fois encore, à l'un de ces tubes épithéliaux est annexé un rudiment de glande sébacée, n'ayant pas évolué jusqu'à la mise en liberté de sébum.

Un mot seulement des lésions dermiques, elles sont au minimum : quelques cellules multipliées le long des gaines vasculaires, quelques cellules proliférées au voisinage des papilles ou des prolongements épithéliaux.

N'y a-t-il pas dans cette histologie une frappante image de l'arrêt ou de l'insuffisance du développement des poils et des annexes de l'épithélium ?

Mais on y peut trouver autre chose encore : la prédominance de la lésion épithéliale sur la lésion conjonctive impose l'idée de la préséance des actions épithéliales sur les actions conjonctives et vasculaires dans l'édification du nodule de la kératose pilaire.

Nous avons dit qu'il y avait une très légère réaction inflammatoire dans la papule que nous avons prise comme type de la description, mais il existe des kératoses rouges, extrêmement congestives où les réactions vasculo-conjonctives sont beaucoup plus importantes. Comment s'expliquent ces différences ? Nous ne voyons ici que trois hypothèses possibles : 1° l'infection des nodules ; 2° la lésion vasculo-conjonctive primitive ou tout au moins concomitante, marchant de pair avec la lésion épithéliale, résultat comme elle de l'anomalie d'évolution embryonnaire ; 3° la lésion vasculo-conjonctive subordonnée à la lésion épithéliale. Nous rejetons la première hypothèse, la kératose pilaire ne s'infecte pas, la clinique l'apprend, et nombre de kératoses évoluent sans la moindre réaction congestive. La seconde hypothèse est déjà plus vraisemblable, il se peut qu'il y ait anomalie de développement du côté du derme aussi bien que de l'épiderme. Il nous est actuellement impossible de définir et de classer ces anomalies dermiques. Quant à la troisième hypothèse elle ne saurait être, elle aussi, que partiellement vraie, puisqu'il existe des papules de kératose blanche sans réaction interstitielle apparente. Mais nous devons faire remarquer, cependant, qu'il est probable que l'action d'un épithélium en état de malformation sur un derme même supposé normal peut se traduire par la réaction de celui-ci et par l'irritation néoformatrice des éléments de ce derme. L'antagonisme du mésenchyme et de l'ectoderme nous échappe encore, mais nous pouvons l'entrevoir dans ce fait minuscule, comme en beaucoup d'autres plus importants.

Nous n'avons rien dit jusqu'ici des sudoripares, c'est que nous les avons trouvées normales en apparence dans les cas que nous avons étudiés.

Alopécies congénitales. Dystrichoses. — Ce que nous venons de dire rendra plus frappantes les altérations histologiques des *alopécies congénitales totales*. Les quelques examens publiés par Bonnet [1], Ziegler [2], Jones et Atkins [3], Schede [4] sont remarquablement instructifs et intéressants.

Le cas de Bonnet mis à part, nous pouvons dire des trois autres ce que nous avons déjà écrit pour la kératose pilaire. Voici d'ailleurs quelques mots du travail de Ziegler. « A côté de glandes sébacées bien développées et au-dessous d'elles, on trouve des gaines radiculaires externes des poils étranglées et ne présentant aucune trace de papille pilaire, de gaine interne du poil ou du poil lui-même. Ces gaines sont par places transformées en de larges cavités remplies de détritus épithéliaux. Les glandes sudoripares et les arrecteurs des poils sont développés d'une façon normale. »

L'auteur se livre ensuite à quelques considérations théoriques dans lesquelles nous ne le suivrons pas, son opinion peut se résumer aisément. La cause de l'arrêt dans la croissance du cheveu doit, toutes les formations épithéliales étant normales

[1] BONNET, Ueber hypotrichosis congenita universalis. *Anatomischen Heften* 1892. Analysé in *Monatshefte f. prakt. Derm.*, 1892, t. L p. 44.

[2] ZIEGLER, Ueber alopecia congenita. *Archiv f. Derm. u. Syphil.*, 1897, t. XXXIX, p. 213.

[3] JONES and ATKINS, *Dublin Med. Journ.* sc., 1875, p. 200.

[4] SCHEDE, Fälle von totaler angeborener Alopecie, *Longenbeck's Archiv*, 14 Band., 1 H. 11.

autour de lui, être recherchée dans la transformation locale de la gaine radiculaire externe, et comme le canal excréteur des sébacées est normal, dans la partie de ces gaines qui est située au-dessous de lui. Les glandes sébacées ne s'ouvraient pas à la peau dans ce cas de Ziegler.

Dans le cas de Schede il existait également des dilatations épidermiques kystiques au voisinage des sébacées et les gaines pilaires étaient à l'état de vestiges. Même état des follicules avortés dans le cas de Hatkins.

Avant d'aller plus loin remarquons combien ces invaginations stériles de l'épithélium sont, dans ces trois cas, comparables à celles que nous avons décrites dans la kératose pilaire. Ajoutons aussi, que l'hypothèse de Ziegler, qui limite à la partie inférieure de la gaine radiculaire externe le pouvoir d'arrêt, n'explique pas l'imperforation du collet du follicule pileux et l'absence de sébum libre dans les glandes et dans le follicule. Il y a donc ici quelque chose d'analogue à ce qui passe, selon nous, dans la kératose pilaire, où la lésion de la superficie est commandée par la non-évolution des cellules qui doivent subir la transformation sébacée. Comme on le sait depuis la découverte de Gœtte, la portion du bourgeon épithélial comprise entre la superficie de l'épithélium et le collet des sébacées, subit la transformation sébacée, et la pointe du poil s'engage dans ce chemin dant l'état graisseux va faciliter sa sortie. L'évolution de ces cellules centrales de la partie supérieure du germe pilo-sébacé les rattache aux sébacées. On conçoit donc aisément, comme nous l'avons dit précédemment que, si l'évolution des sébacées est incomplète, le chemin de Gœtte manquera et que le follicule pilo-sébacé restera fermé à l'extérieur, comme la glande sébacée sera elle-même fermée au niveau de la gaine épithéliale externe du poil. Si le poil pousse il demeurera inclus dans la peau, ce qui est le cas de la kératose pilaire, mais si l'imperfection du germe est plus complète, le poil lui-même pourra manquer, ce qui est le cas de l'alopécie congénitale, nous ne pouvons nous empêcher d'insister encore sur le remarquable parallélisme qu'il y a entre l'absence du chemin de Gœtte et l'absence de la production du cône pileux dans ce dernier cas.

Quant à la participation du tissu conjonctif à ces processus au moment où ils commencent à se manifester, il est probable qu'elle existe. Mais si l'expérimentation ne vient pas à notre aide, nous ne pouvons espérer qu'elle nous sera un jour connue.

L'observation de Bonnet est très remarquable à un tout autre point de vue. Il s'agit d'un cas d'*alopécie congénitale chez une chèvre* ; or l'examen histologique montra que la peau était normale dans son ensemble, qu'il y avait partout des poils bien développés ; mais qu'*ils étaient sous-jacents à la couche cornée qu'ils n'avaient pas traversée.* L'auteur compare cet état à celui de la kératose pilaire, il y a selon lui retard dans la sortie du poil retenu par épaississement de l'épiderme.

La question n'est pas aussi simple qu'elle le paraît, car la kératose pilaire se produit chez l'homme à un moment où existe encore l'épitrichium, mais elle n'évolue que plus tard, dans les premières années de l'enfance, à une époque où théoriquement toute trace d'épitrichium a depuis des années disparu. Dès lors pour que le rapprochement de Bonnet soit admissible il faudrait, semble-t-il, que la persistance de l'épitrichium soit prouvée pour les points que frappe la kératose. Or, nous avons vu qu'il y a sans doute des causes bien différentes, mais aussi puissantes de l'oblitération, de la stérilité des follicules. Il ne semble pas que la couche épithéliale qui couvrait les poils de la chèvre dans le cas de Bonnet puisse être comparée à la couche cornée épidermique qui oblitère les orifices pilo-sébacés dans la kératose pilaire. La chèvre de Bonnet portait sans doute, comme il le dit lui-même, son épitrichium ; la kératose pilaire ne semble porter que la couche cornée normale hyperkératosée. Ces distinctions nous paraissent absolument utiles à établir si l'on veut essayer de pénétrer dans l'intimité du processus de ces alopécies ou de ces malformations pilaires.

Nous avons étudié jusqu'ici des variétés d'alopécie ou de dysgénèse relativement simples, mais il en est d'autres beaucoup plus complexes et que l'on a quelque peine à ranger dans les anomalies congénitales, aussi bien qu'on en éprouve à les en écarter. Tels sont les cas de soi-disant *hypertrichose généralisée*. Ces cas se rapprochent, à plus d'un point de vue, des lésions par insuffisance de développement ou par incapacité d'évolution, à cet égard ils ne sont pas sans quelque parenté avec le monilethrix. En effet, on admet en général, aujourd'hui, que les cas d'hypertrichose ne sont en réalité que des cas de persistance et d'accroissement du revêtement lanugineux du fœtus. Ce revêtement doit normalement subir une mue à la fin de la vie intra-utérine ; s'il ne la subit pas à ce moment, il semble d'après les observations que deux éventualités puissent se produire : où il persiste et prend peu à peu les apparences de l'hypertrichose généralisée ; ou il tombe de la deuxième à la douzième semaine de la vie extra-utérine et dans ce dernier cas sa chute est parfois suivie par le développement du monilethrix. L'objection principale que l'on puisse faire à cette manière de concevoir l'origine du monilethrix est que nous ne savons pas de façon certaine, si les cheveux qui tombent et sont remplacés par les poils annelés, sont des poils lanugineux ou des poils définitifs. Les probabilités et la vraisemblance veulent que le monilethrix soit la conséquence d'une évolution retardée et incomplète du lanugo, dans certains cas au moins.

La même remarque semble s'appliquer aux cas où les enfants sont nés avec des cheveux d'apparence normale dont la chute se produit au deuxième ou au troisième mois après la naissance et qui demeurent chauves le reste de leur vie où qui ne voient repousser leurs cheveux qu'à l'époque de la puberté. Il est permis de se demander si les cheveux, dont la chute correspond au temps même où se produit l'alopécie chez les malades qui vont être atteints de monilethrix, ne sont pas des cheveux de même nature que ceux qui précèdent l'aplasie moniliforme, c'est-à-diredu lanugo d'un caractère particulier.

Quant aux hypertrichoses vraies généralisées elles sont plus difficiles encore à interpréter, nous les abandonnons faute de point d'appui.

Il existe encore au moment de la naissance d'autres alopécies, que nous ne pouvons actuellement ni tenter d'expliquer ni interpréter. Les observations en sont d'ailleurs assez rares et le plus souvent on ne saisit pas en les lisant le fil directeur qui en permettrait l'utilisation.

Ce que nous venons de voir nous permet d'essayer de tenter une classification des états congénitaux qui s'accompagnent de malformations ou de troubles fonctionnels dans le développement des phanères et des glandes et dans l'évolution des poils.

Classification des lésions de développement des phanères et des glandes. — 1° Le premier groupe correspond à l'*alopécie complète ou partielle* par agénésie des papilles, les cas de Ziegler, Jones Atkins, Schede lui appartiennent;

2° Le second groupe correspond à différentes variétés de *dysgénésie pilaire* par *hypogénésie ou insuffisance papillaire.*

Ce groupe comprend :

a) *Le monilethrix.*

b) *La kératose pilaire.*

c) *Les alopécies* définitives ou temporaires *consécutives à la chute du lanugo* qui n'est pas remplacé.

d) *L'hypotrichosis lanuginosa de Bonnet, trichostasis primitiva d'Unna,* hypertrichose de beaucoup d'auteurs.

3° Le troisième groupe est inconnu chez l'homme jusqu'à ce jour c'est l'*alopécie* ou l'*hypotrichose par persistance de l'épitrichium*, cas de la chèvre de Bonnet.

4° Le quatrième groupe comprendrait *les hypertrichoses congénitales généralisées vraies*.

Ce groupe correspond à un cas de Lesser, il est insuffisamment établi.

5° Le cinquième groupe est un *caput mortuum* dans lequel on est obligé de faire rentrer.

a) Des cas compliqués où se combinent deux ou plusieurs des lésions précédentes.

b) Les alopécies partielles ou totales liées à l'ichthyose, aux kératodermies, à des malformations de cause inconnue (cas d'Audry) ou à des malformations diverses des téguments, à des trophonévroses congénitales, à des lésions ou à des insuffisances organiques (corps thyroïde, surrénale, etc.).

Les observations suivantes peuvent servir de témoins aux différentes variétés d'alopécie congénitale indiquées dans cette classification.

La première observation est un résumé très succinct du cas de Ziegler, elle correspond à l'alopécie congénitale totale par agénésie papillaire.

OBS. 1. — P. ZIEGLER. Ueber Alopecia congenita. *Archiv f. Derm. u. Syph.*, 1897, t. XXXIX, p. 243.

Jeune fille de 17 ans, née absolument sans cheveux. Ses onze frères et sœurs n'ont aucune anomalie pilaire. Depuis l'apparition des règles à l'âge de 13 ans, il survint toutes les quatre semaines sur les tubérosités occipitales un petit bouquet de cheveux noirs qui disparaissait avec la cessation de la période menstruelle. Dents et ongles normaux.

Histologie. — Épithélium normalement développé avec de nombreuses papilles ; dans toutes les coupes on ne trouvait ni cheveux, ni papilles pilaires, mais de nombreuses glandes sébacées, bien développées, plusieurs fois ramifiées. Ces glandes présentaient les phases les plus diverses du développement cellulaire, leurs canaux excréteurs à épithélium pavimenteux stratifié s'ouvraient dans de petites dépressions infundibuliformes de l'épithélium de la surface épithéliale.

A côté de glandes sébacées bien développées, et au-dessous d'elles, existent des gaines radiculaires externes de poils étranglées ne contenant aucune trace de papille pilaire, de gaine interne du poil, ou de poils ; ces gaines sont par places transformées en larges cavités en partie remplies de détritus épithéliaux. Les glandes sudoripares et les arrecteurs des poils sont développés d'une façon normale. La couche des prolongements épithéliaux qui, originellement, a donné naissance au poil, était normale, comme le prouvent : le développement normal des glandes sébacées, la connexion exacte de la glande avec la gaine épithéliale externe du poil, et la présence de granulations d'éléidine dans les cellules basales voisines de l'étranglement du collet de la glande sébacée. La cause de l'arrêt dans la croissance du cheveu doit, toutes les formations épithéliales étant normales autour de lui, être cherchée dans la transformation locale de la gaine radiculaire externe et, comme le canal excréteur des glandes est normal, bien qu'il soit oblitéré, dans la partie de ces gaines qui est située au-dessous de lui.

L'observation suivante, résumée, met en lumière les rapports de la kératose pilaire et du monilethrix. Elle est en outre caractéristique quant à la marche du monilethrix au début. Elle correspond aux variétés d'alopécie par dysgénésie ou insuffisance papillaire.

Obs. 2. — G. Bureau. Alopécie congénitale par aplasie moniliforme des cheveux. *Annales de dermatologie et syphil.*, 1901, p. 689.

Léonie M..., âgée de 3 ans, venue au monde avec des cheveux assez nombreux, normaux. Vers l'âge de six semaines à deux mois ils se sont mis à tomber avec abondance et dans l'espace d'un à deux mois le cuir chevelu s'est déglabré. Cette petite fille a eu ses premières dents à 5 mois.

Le cuir chevelu est dépourvu de cheveux normaux, sauf tout à fait à la bordure et surtout au niveau des régions temporales où se voient encore quelques cheveux paraissant sains. Il n'existe sur la tête que quelques poils cassés et des follets. Le plus grand nombre des cheveux est brisé à quelques millimètres du point d'émergence. Au milieu de ces cheveux malades s'aperçoivent, par places, quelques follets. La peau du cuir chevelu présente un aspect granité et rougeâtre ; chaque poil est situé au milieu d'une petite saillie acuminée, rougeâtre de 1 millimètre de haut environ, ressemblant à la petite papule de *kératose pilaire* et donnant à l'ensemble de la surface du cuir chevelu un peu l'aspect de la peau ansérine.

On voit, entre les éminences d'où sortent les cheveux brisés, de petits *espaces cicatriciels* au niveau desquels n'existe aucun cheveu.

Les rudiments de cheveux qui se trouvent sur la tête de cet enfant, présentent la série de renflements et de rétrécissements caractéristiques de l'aplasie moniliforme. Les sourcils sont un peu éclaircis à leur partie externe. Rien aux cils. Pas de kératose pilaire de la face et des membres, Aucune altération des ongles ou des dents.

Bien que la preuve de l'alopécie liée à l'hypogénésie ou à l'insuffisance papillaire et consécutive à la chute définitive du lanugo soit difficile à faire, le cas suivant paraît s'y rapporter.

Obs. 3. — Abraham. Mutter und zwei Kinder mit Kongenitaler Alopecia. *Soc. Derm. de Grande-Bretagne et d'Irlande*, avril 1895. *Monatsh. f. prak. derm.*, 1895, t. II, p. 232.

Femme de 33 ans, absence complète de poils aux sourcils, aux bras, aux jambes et au tronc ; quelques poils seulement au cuir chevelu, dans les creux axillaires et au pubis. La patiente raconte qu'elle est *née avec un léger duvet sur la tête.* Celui-ci aussi tomba. Elle resta complètement chauve jusqu'à 18 ans. A partir de cette époque ont crû les rares poils qui existent maintenant. Elle a un enfant de cinq ans, l'autre de quinze mois qui sont *nés avec peu de cheveux, ces cheveux sont tombés au bout de trois mois* et ils sont actuellement complètement chauves.

Obs. 4. — Bonnet. Ueber Hypertrichosis congenita universalis. *Anato mischen Heften*, 1892. *Monatshefte fur prakt. Derm.*, 1892, t. II, p. 44.

A propos d'un cas d'alopécie congénitale chez une chèvre l'auteur rapporte les cas analogues chez l'homme et chez les animaux. L'examen histologique lûi a montré que la peau normale dans son ensemble montre partout des *poils bien développés*, mais qui sont encore *sous-jacents à la couche cornée* et qui n'ont pas traversé cette couche. Les poils sont bien développés, ils sont entortillés et pelotonnés dans leurs gaines, et ils se pressent plus ou moins contre la couche cornée qui ferme les orifices folliculaires. Les poils possèdent ou ne possèdent pas de substance médullaire. La couche cornée au niveau de l'orifice folliculaire est de deux à quatre fois aussi épaisse que normalement. L'auteur compare cet état à ce qui se passe dans le lichen pilaire, il y a selon lui un retard dans la position du poil lié à un épaississement anormal de l'épiderme par *persistance de l'épitrichium.*

Hypertrichose congénitale généralisée vraie.

Obs. 5. — E. Lesser. Ein Fall von Hypertrichosis universalis und fruhzeitiger Geschlechtsreife. *Zeitsch. f. klin. Med.*, 1900, t. XLI. Analysé in *Annales de Derm. et Syphil.*, 1901, p. 297.

Ce cas n'est intéressant que parce qu'il montre avec évidence une évolution parallèle de l'appareil génital et de l'appareil pilo-sébacé se produisant à l'âge de 2 ans. Les règles apparurent à 3 ans.

L'auteur conclut que ce cas rentre évidemment dans la catégorie des hypertrichoses vraies qu'il faut nettement distinguer de la pilosité exagérée (hommes velus et hommes-chiens), qui est toujours accompagnée d'anomalies dentaires, et dans laquelle on a en réalité affaire à une hypotrichose, à un arrêt de développement, c'est-à-dire à une persistance et à une formation anormales du revêtement pilaire fœtal.

Alopécie accompagnant des dystrophies multiples.

Obs. 6. — J. Hutchinson. Deux cas de nanisme avec absence des poils et des ongles. *Archiv of surg.*, 1895, p. 140.

Enfants de 14 et 17 ans sans parenté. nés de parents sains. La mère de l'un était alopécique congénitale. Les deux enfants ont un très grand retard de croissance, leur peau est complètement atrophique. Les dents sont normales, mais incomplètes. Les ongles sont absents, les organes génitaux peu développés, les os sont minces. Les cils, les sourcils, les cheveux, les follets manquent.

Alopécie avec malformation du squelette. Ce cas est à rapprocher de nombreux faits que nous rapporterons et où nous verrons des lésions atrophiques de la peau exister en même temps que des lésions profondes des parties molles et des os.

Obs. 7. — Audry. Variété singulière d'alopécie congénitale : alopécie suturale. *Annales de Derm. et de Syph.*, 1893, p. 899.

Garçon de 16 ans, robuste, cataracte congénitale double. Aucun antécédent dans la famille. Arrêt de développement de l'arc du maxillaire inférieur, dents belles et normales, implantées irrégulièrement. Le crâne est bossué, il présente deux saillies frontales et une saillie occipitale. Ces saillies sont limitées par de larges dépressions peu profondes qui correspondent aux sutures craniennes et qui sont bien dessinées sur les photographies par les surfaces d'alopécie. A leur niveau la peau est mince, blanche, tendue et fixée sur les os comme scléreuse ; elle est couverte de quelques fins cheveux décolorés. Le reste du cuir chevelu est couvert de cheveux noirs, gros, solides.

Je crois qu'on peut admettre que le malade a dû présenter un certain degré d'hydrocéphalie actuellement guérie ; la peau a été élargie au niveau des sutures ; et grâce à l'état de sécheresse et de sclérose qu'elle présente encore très nettement, les poils se sont trouvés dans de très mauvaises conditions locales de développement, et les bulbes manquent ou sont atrophiés.

Alopécie congénitale peut-être d'origine trophoneurotique.

Obs. 8. — Danlos, Alopécie congénitale peladiforme simulant absolument la pelade. *Annales de derm. et syphil.*, 1901, p. 432.

Fillette de 5 ans, présentant les apparences d'une pelade ophiasique. La partie decalvée s'étend de l'occiput au front. Elle a la largeur de trois doigts et forme un fer à cheval encadrant la partie restée chevelue qui répond à la partie du vertex habituellement dénudée dans la calvitie séborrhéique. Dans l'aire déglabrée il n'y a aucune trace de duvet. L'aspect est identique à celui de la pelade grave, lisse, sans vascularisation normale, sans atrophie, sans kératose pilaire. Les cheveux qui existent sont adhérents et normaux. Cet état existe depuis la naissance et persiste depuis lors sans modification. Les sourcils sont peu fournis mais normaux, sauf à la partie interne où l'on voit de la kératose pilaire. Les cils auraient toujours manqué partiellement. Pas d'autre cas dans la famille.

Ce cas est à rapprocher des plaques de calvitie peladiforme et congénitale symétriquement développées sur les tempes et que l'on a voulu expliquer par l'action du forceps.

Alopécie par persistance de l'épitrichium, hypotrichose.

Variabilité de l'action pathogène, variabilité parallèle de la forme objective de la dermatose congénitale. — Les maladies des phanères que nous venons d'étudier rapidement peuvent donc, comme nous le montrent les quelques observations que nous venons de rappeler, évoluer seules, constituer tout le tableau morbide, l'épithélium commun demeurant normal ou paraissant l'être. Les cas où ces altérations des phanères existent seules sont relativement rares, et en dehors de la kératose pilaire la plus commune de toutes, les autres lésions isolées d'orgine embryogénique ou fœtale sont exceptionnelles. Certaines d'entre elles, telles les lésions unguéales, sont plutôt entrevues que décrites et ne se présentent presque jamais à l'état isolé (Voir le tableau de classification).

En revanche ces mêmes altérations se combinent assez fréquemment entre elles et plus fréquemment encore on les trouve associées à des altérations partielles et locales, ou totales de l'épithélium général.

Il est rare qu'une maladie un peu intense, d'origine congénitale, atteigne les cellules du revêtement, sans frapper en même temps les annexes de l'épithélium et, dans la suite de ces pages, nous verrons s'associer les unes aux autres, les anomalies les plus diverses. La coïncidence des états pathologiques des parties constituantes de la peau donne lieu à des tableaux morbides singulièrement variés, ce qui se conçoit si l'on tient compte des trois facteurs du temps, du lieu, de l'action pathogène exerçant leur influence sur l'évolution du système tégumentaire.

Le temps. Suivant l'époque de la vie embryonnaire ou fœtale, pendant laquelle va commencer et se poursuivre l'action pathogène, la partie du système tégumentaire qui sera frappée variera. Il n'est pas téméraire d'affirmer que les régions en somnolence, celles où ne se manifeste pas l'action intense de la néoformation de l'organe, celles qui par là même sont au repos relatif au moment de l'action pathogène, pourront plus aisément résister à cette action, que celles qui, dans le même temps, sont soumises aux influences de la croissance active.

Le lieu. La région tégumentaire frappée sera précisément celle qui est, à l'époque de l'acte pathogène, en voie de croissance active. Pour préciser prenons un exemple : on peut remarquer dans beaucoup d'ichthyoses anormales, de ces ichthyoses que M. Besnier qualifie de *paratypiques*, que les plis articulaires sont pris au maximum, et il y a souvent, en même temps que modification épithéliale superficielle, atteinte des couches profondes de la peau car les patients ne peuvent pas porter les membres en extension totale, la peau étant, pour ainsi dire, trop courte ; les régions interarticulaires sont au contraire respectées ou beaucoup moins atteintes. Il est probable que dans ces cas le lieu sur lequel a porté l'action pathogène maximale est la région articulaire, parce que la peau y est soumise, du fait de la croissance rapide des épiphyses, au travail maximum. On ne saurait même objecter à cette hypothèse le fait de l'ichthyose vulgaire dans laquelle les régions articulaires restent libres : le temps où se produit la transformation qui lui donne naissance, étant très différent du temps ou s'accomplit l'acte pathogène d'où sortira l'ichthyose paratypique.

L'action pathogène. Nous n'avons pas à y insister ; il est bien évident qu'elle agira variablement d'un cas à l'autre et que de très diverses malformations pourront naître de très diverses actions pathogènes.

La combinaison de ces trois facteurs de lieu, de temps, de toxine complique pour ainsi dire à l'infini les possibilités morbides.

Procédant toujours du simple au complexe nous étudierons dans le chapitre suivant les altérations tégumentaires congénitales et héréditaires locales, puis leurs associations.

La plus simple de celles qui rentrent dans le cadre de notre étude est la kératodermie palmaire et plantaire symétrique congénitale et héréditaire.

CHAPITRE III

Les kératodermies palmaires et plantaires congénitales et leurs associations.

Sous les noms de kératodermie palmaire et plantaire symé-trique congénitale et héréditaire (Besnier), de tylosis palmæ et plantæ hereditarium, de maladie de Meleda, d'akrokeratome hystriforme hereditarium, de télangiectasie symétrique et congénitale avec hyperhydrose, on a décrit une maladie dont les symptômes capitaux bien observés par tous les auteurs, mais insuffisamment interprétés, peuvent être ainsi résumés : maladie commençant immédiatement après la naissance ou dans un temps qui peut varier de un mois à cinq ans, ayant le plus souvent une phase prémonitoire d'érythrodermie dont il n'a pas été tenu suffisamment compte, accompagnée avec une grande fréquence d'hyperhydrose et d'anhydrose, et ayant pour caractère dominant, lorsqu'elle est arrivée à la période d'état, l'existence d'une lame cornée épaisse qui couvre la face palmaire et plantaire, qui est à bords nettement arrêtés et entourés d'une zone érythémateuse étroite. Cette hyperkératose est tantôt lisse, en nappe fissurée ; tantôt rugueuse.

Tel est le type le plus simple, le plus commun, celui que l'on rencontre trois fois sur quatre, mais il est à côté de lui d'autres variétés non moins intéressantes par leurs localisations et par l'exagération de tel ou tel de leurs symptômes.

Variabilité des symptômes des lésions palmaires et plan-

taires congénitales. — La kératodermie n'est pas un élément indispensable de ces maladies familiales et héréditaires. En analysant les observations on remarque : 1° que la rougeur érythémateuse peut persister indéfiniment sans qu'il se produise de kératose intense. Tel est le cas de MM. Du Castel et Baudouin, dont on lira plus loin l'observation; 2° que l'hyperhydrose est l'un des éléments les plus importants de ces lésions kératodermiques parce qu'elle en précède l'évolution au même titre que l'érytrodermie, parce qu'elle continue à se produire alors que la kératose existe depuis longtemps ; 3° que l'érythrodermie est un autre symptôme capital.

L'importance de *l'hyperhydrose* se manifeste par l'examen histologique qui démontre tantôt l'hypertrophie des sudoripores, tantôt le début des lésions de kératose au niveau de leurs orifices. Elle se manifeste encore par la localisation même des lésions aux régions les plus riches en sudoripares.

La perturbation apportée au fonctionnement des sudoripares n'est pas le fait de la kératodermie symétrique congénitale héréditaire, mais la proposition contraire est sans doute beaucoup plus exacte : la kératodermie des hyperhydrosiques permanents est le fait ordinaire de l'influence des sudoripares sur la multiplication, le renouvellement et la desquamation des assises épidermiques. C'est un fait d'ordre général, qui vaut également pour les lésions acquises et dont l'importance paraît prouvée par l'observation de MM. Hallopeau et Claisse (1).

N'y a-t-il pas là d'ailleurs une action comparable à celles qui font apparaître les kératodermies palmaires à la suite de lésions

---

(1) HALLOPEAU et CLAISSE. Sur un cas de kératodermie palmaire et plantaire occupant les orifices sudoripares. *Soc. de Dermatologie et de Syphiligraphie*, 12 mars 1891.

Voici l'une des phases de l'observation : « A la plante du pied existent des saillies cornées développées à l'âge de 12 ans et qui ont toujours persisté depuis. Elles sont arrondies, dures, cornées irrégulières et comme rocheuses ; on remarque autour de ces saillies des orifices dilatés qui appartiennent aux glandes sudoripares. »

vasculaires, ou, comme processus ultime des dermatoses les plus variées, ayant évolué fort longtemps avant que se manifeste la kératodermie.

Si nous analysons encore les observations au point de vue de la valeur symptomatique de la *kératodermie*, nous verrons que celle-ci, peut ne pas apparaître malgré que l'hyperhydrose et l'érytrodermie se prolongent depuis la naissance. Dans ces cas, dont l'observation de MM. Du Castel et Baudoin peut fournir le prototype, la desquamation épithéliale se poursuit si activement que l'hypergénèse épithéliale arrive seulement à la compenser.

Dans quelques faits assez rares, dont une autre observation de M. Du Castel, une observation d'Alpar et une observation de Bennet (1) fournissent l'exemple, la *kératodermie est secondaire*, non plus à l'érythrodermie, à l'hyperhydrose, mais à *la formation de bulles*, comme elle peut l'être, chez l'adulte, à une éruption de vésicules dysidrosiques où à une éruption d'eczéma.

La kératodermie ne peut donc pas avoir en elle-même une valeur de classification, et il est regrettable, à ce point de vue, que l'appellation de kératodermie soit devenue le terme générique d'affections essentiellement disparates dans leur nature, tandis que l'absence de kératodermie faisait écarter du groupe où leur pathogénie les eût fait ranger, des lésions qui étaient dans leur essence absolument identiques.

Nous allons voir combien se justifie davantage encore cette interprétation quand on étudie les observations de kératodermie symétrique héréditaire ou congénitale.

Jusqu'ici nous avons vu un groupe de lésions dont la symptomatologie fondamentale est la suivante : hyperkératose, à bords nets, sur fond érythémateux masqué par elle, limitées aux mains et aux pieds, accompagnées le plus souvent d'hyperhydrose.

---

(1) BENNET, Ichtyosis palmaris et plantaris, *Australasian Medical Gazette*, 15 oct. 1893, p. 344.

Le tableau morbide peut se compliquer et se complique de façons diverses : 1° par l'extension des lésions à la face dorsale des doigts ; 2° par l'envahissement des plis de flexion des grandes articulations, poignet, coude, aisselle, creux poplité, aine ; 3° par l'adjonction de lésions des phanères, ongles, cils et sourcils, cheveux, dents.

L'extension à la face dorsale des doigts est un caractère commun à un grand nombre de kératodermies, même acquises ; fréquemment les deux dernières phalanges seules sont prises comme dans un doigt de gant, d'autres fois, toute la face dorsale des doigts, jusqu'aux articulations métacarpophalangiennes est engainée dans la lame cornée ; quand une bande d'hyperkératose enveloppe le poignet, la kératodermie ne réserve plus à la main, qu'un carré correspondant à la région métacarpienne dorsale. Remarquons de suite que le plus souvent les orifices sébacéo-pilaires sont reconnaissables, dans ces états d'hyperkératose, mais qu'ils ne paraissent pas être le siège de transformations importantes. De toutes les variétés de kératodermie symétrique héréditaire et congénitale, *la maladie de Méléda* est celle qui réalise le plus parfaitement ce tableau, mais en prédominant toujours à la face palmaire. Dans cette même variété, *les plis de flexion sont parfois pris*. Plusieurs remarques s'imposent ici : les plis de flexion sont les régions réservées par l'ichthyose, ce sont les régions prises par la maladie de Vidal, hyperépidermotrophie généralisée ; les plis de flexion sont riches en sudoripares douées de fonction active, ils se rapprochent par là de la paume de la main. Or on peut voir dans l'observation déjà citée de MM. Du Castel et Baudouin que les plis de flexion étaient atteints et ne présentaient cependant aucune hyperkératose. L'hyperkératose n'est donc pas toujours une lésion nécessaire et suffisante de ces dermatoses congénitales.

A un degré plus élevé ces lésions de kératodermie symétrique héréditaire se compliquent de *lésions des phanères cornées*. Dans

un cas de Hebra (1) on peut suivre le processus pour ainsi dire
pas à pas. Il s'agit d'une femme qui, dès son enfance, eut les
mains hyperhydrosiques et rugueuses. La desquamation se
poursuivit longuement ainsi que l'hyperhydrose. A partir de
24 ans la paume des mains et la plante des pieds furent rouges
et très sensibles, puis il se fit progressivement un épaississement verruqueux de la paume de la main avec dépressions et
fissures ; en même temps il se produisit une déformation des doigts
en baguette de tambour, ët les ongles devinrent volumineux.
Parallèlement on remarquait un *épaississement de la peau du
visage* et les *follicules sébacés* se dilataient. Les *lésions des
ongles* sont relevées dans plusieurs autres observations, nous
citerons seulement celles de Dubreuilh et Guélain, de de Amicis.

Quant aux *lésions des autres phanères cornées*, des poils,
elles ont été si rarement observées en dehors de la diminution
des poils de certaines régions que nous n'avons pas trouvé d'alopécie totale au cours de nos recherches bibliographiques,
accompagnant le syndrome que nous essayons de caractériser.
Nous avons eu la chance d'en observer un cas très net, malheureusement disparu sans avoir permis autre chose que d'en
prendre l'observation succincte que l'on lira plus loin. Dans ces
cas extrêmes, les orifices sébacés existent cependant avec la plus
grande évidence, ils sont même parfois extrêmement dilatés, et
nous avons affaire à des états qui ont, au point de vue anatomique,
la plus grande analogie avec ceux qu'a décrits Schede (2), sans
que nous voulions inférer qu'ils leur sont cliniquement complètement assimilables.

Il résulte donc de tout ce que nous venons de dire, que les
lésions de la kératodermie symétrique congénitale ou héréditaire

(1) HEBRA, Kératose verruqueuse de la paume des mains. *Société viennoise de
Dermatologie.* Analysé dans *Annales de dermatologie et de syphiligraphie*, 1891,
p. 549.
(2) SCHEDE, Fälle von totaler angeborener Alopecie. *Langenbeck's Archiv*, 14 Bd,
1 heft.

des extrémités, ont une prédilection marquée pour les régions épidermiques dépourvues de sébacées et de-phanères cornées, comme la paume de la main. Mais que, si l'on tient compte comme on s'y trouve contraint par la lecture des observations, des associations très fréquentes avec des lésions des plis de flexion, des coudes, des genoux et des ongles, et avec les lésions beaucoup plus rares des phanères pilaires, il arrive que le groupe des kératodermies plantaires et palmaires prend une importance beaucoup plus générale et qu'il en sort une sorte d'entité morbide rarement réalisée dans toute sa complexité, mais partiellement, fréquemment réalisée dans les détails de ses parties constituantes.

Nous croyons donc pouvoir avancer que *la kératodermie symétrique congénitale et héréditaire des extrémités n'est qu'un des termes, le principal d'une systématisation morbide* qui tend dans un degré extrême à intéresser particulièrement les régions de flexion, riches en sudoripares, et qui peut être accompagnée de troubles profonds dans la nutrition et dans la genèse des ongles et des poils, avec cette restriction que les poils sont exceptionnellement intéressés.

Ceci prouve encore, qu'il existe entre toutes les variétés morbides qui viennent s'effleurir à la surface de la peau les transitions les plus insensibles et les plus précises, comme le soutient M. Brocq depuis fort longtemps.

Dans cette exposition critique sur les kératodermies héréditaires nous avons omis de signaler *l'akrokératome de Neuburger,* c'est qu'il affectait précisément les régions inverses, le côté d'extension des extrémités et que tout le tégument était malade. Nous aurons l'occasion d'y revenir.

Avant de donner ici les observations sur lesquelles se fonde cette conception nous pouvons donc en indiquer la division en trois groupes.

Classification des lésions congénitales dont la kératodermie des extrémités est la dominante symptomatique. — 1° *Un*

premier groupe où la lésion est limitée aux extrémités, lésion commune ;

2° *Un second groupe* où la même lésion s'accompagne de la prise des plis articulaires et parfois des ongles ;

3° *Un troisième groupe* exceptionnel où il y a à la fois lésions communes de kératodermie symétrique, lésions des plis, agénésie pilaire des poils à bulbe creux.

Le type de la première division est la kératodermie des extrémités symétrique congénitale héréditaire de Besnier.

Le type de la seconde division est la maladie de Méléda ou l'observation de MM. Du Castel et Baudouin : « télangiectasie symétrique familiale et congénitale avec hyperhydrose ».

Le type de la troisième division est l'observation de Hébra et une observation personnelle encore plus nette que nous donnerons plus loin. Ces dernières variétés de lésions compliquées dues à l'association de multiples processus morbides forment les types de transition de la kératodermie aux ichthyoses vraies et de la kératodermie aux ichthyoses anormales du type de Giovannini et de Thibierge dont nous parlerons plus loin. Elles sont par là même assez proches parentes des érythrodermies congénitales ichthyosiformes de Vidal Brocq, dont les observations de Giovannini et de Thibierge peuvent être regardées comme des types très voisins.

Avant de rapporter ces observations nous ferons remarquer qu'on peut encore, au point de vue descriptif, classer les kératodermies palmaires congénitales en deux grands groupes :

a) *les kératodermies à épiderme rugueux dans l'ensemble;*

b) *les kératodermies à épiderme lisse.*

Cette division sans être absolue nous semble cependant de quelque intérêt. Le type de la kératodermie à épiderme crevassé, à kératose formée de cubes placés côte à côte semble appartenir à des affections identiques à celles qui présentent la forme lisse; cependant il faut remarquer la transmission héréditaire régulière et non indifférente de chacun de ces deux types.

Kératodermies et apparences sclérodermiques. — Le type lisse est encore intéressant parce qu'il paraît s'accompagner plus aisément de troubles trophiques des divers tissus du doigt, qui ont dû faire confondre ses lésions avec celles de la sclérodermie, comme nous aurons occasion de le voir. La kératodermie lisse a pour type le plus accentué la maladie de Méléda. La kératodermie rugueuse représente la forme ordinaire des kératodermies congénitales symétriques.

Nous ne discuterons pas la question de la nature ichthyosique des kératodermies. Le terme d'ichthyose beaucoup trop commode à employer masque, en effet, selon nous une foule d'états qui n'ont de l'ichthyose vulgaire que l'apparence superficielle et grossière. Il faut réserver le nom d'ichthyose à la seule ichthyose vulgaire, en évitant de l'étendre aux types parichthyosiques, comme on le fait trop aisément faute de limiter avec précision ce concept morbide.

Ce que nous venons d'écrire nous a paru ressortir de l'étude des faits cliniques jusqu'ici publiés; nous devons donc, croyonsnous, insister particulièrement sur trois faits de l'histoire des kératodermies héréditaires qui nous paraissent en l'espèce d'importance capitale : *a*) la fréquence des érythrodermies prémonitoires ou concomitantes; *b*) la fréquence des manifestations hyperhydrosiques et osmidrosiques; *c*) les lésions de kératinisation qui donnent à l'affection son cachet spécial. L'un de ces trois éléments peut manquer, on se trouve alors en présence de formes anormales et larvées dont l'interprétation peut être fort difficile.

L'histologie de ces akrokératoses laisse aujourd'hui encore beaucoup à désirer, et les quelques cas qui ont subi l'examen microscopique n'ont pas été soumis à l'action des réactifs histochimiques d'une façon assez précise pour que l'on en puisse apprécier la signification exacte. L'un des examens les plus précis appartient à Thost (1). Cet auteur a trouvé les papilles allongées de quatre à cinq fois plus que normalement. La couche épineuse et les espaces interpapillaires étaient proliférés en proportion. Il n'y avait pas de couche granuleuse, le *stratum lucidum* était élargi et beaucoup moins bien limité que normalement. Mais la part la plus considérable est due à la multiplication des couches du *stratum intermedium*. Le derme et l'hypoderme sont épaissis, les vaisseaux sont plus larges que normalement. Les glandes sudoripares sont hypertrophiées jusqu'à atteindre le double de leur volume normal, les pores sudoripares sont marqués par la prolifération en entonnoir de la couche cornée et de la couche granuleuse.

Dans *un cas de maladie de Méléda* que nous avons eu l'occasion d'observer dans le service de M. Darier lorsque nous étions son interne, il existait dans l'intérieur des couches hyperkératosées de l'épiderme des vacuoles larges de 1 à 3 millimètres, disséminées çà et là dans l'épaisseur des couches hyperkératosées de la paume de la main. Ces vacuoles paraissaient pleines de pus : il en sortait, quand on les piquait avec la pointe d'une aiguille, une sorte de liquide blanc, laiteux, crémeux, qui, examiné au microscope se présentait comme exclusivement constitué de cellules épithéliales nucléées, serrées les unes contre les autres, mais ayant perdu leurs filaments d'union. Il n'y avait aucune autre variété de cellules dans ces cavités épidermiques. Nous citons ce fait parce qu'il est à rapprocher du cas de Giovannini (2) sur lequel nous aurons à revenir. Dans ce dernier fait les ongles étaient altérés et ils étaient parcourus de canaux reliant des cavités remplies d'une sorte de boue, dont l'examen

---

(1) Thost, *Ueber erbliche Ichthyosis palmaris et plantaris cornea*, Diss. inaug. Heidelberg, 1880.

(2) Giovannini, Ueber einen Fall von Ichthyosis mit Hypertrophie der Schweiss drüsen. *Arch. für Derm. u. Syph.* t. XXVII, fol. 1, 1894.

microscopique ne paraît pas avoir été fait, mais qui, d'après son aspect et son origine, rappelle ce que nous venons de voir dans le cas de M. Darier.

OBSERVATIONS.

A. — Kératodermies du premier groupe.

Lésion palmaire et plantaire exclusive, accompagnée souvent d'érythrodermie et d'hyperhydrose, avec début érythrodermique ou hyperhydrosique.

OBS. 9. — H. VORNER. Zür Kenntniss des Keratoma hereditarium palmare et plantare. *Archiv für Derm. u. Syph.*, 1901, t. LVI, p. 3; *Annales de Derm.*, 1902, p. 283.

Vörner a observé l'affection dans une famille où 16 de 40 membres représentant quatre générations étaient atteints. Il y avait un épaississement considérable et nettement limité de la couche cornée de la paume des mains et de la plante des pieds, ayant envahi les doigts et les orteils. L'épaisseur de la couche cornée était de un demi à 1 centimètre. Les surfaces malades étaient sillonnées de crevasses superficielles et profondes. Hyperhydrose. La peau donnait l'impression d'un cuir de semelle très humide.

La lésion a commencé deux à quatre semaines après la naissance. Le bord des mains et des pieds présente une zone rouge.

Les enfants mâles étaient seuls atteints. L'histologie n'a rien montré de caractéristique à l'auteur en dehors de l'épaississement énorme de la couche cornée.

Ces cas de Vörner appartiennent à la forme caractéristique; on y remarquera l'*érythrodermie de la bordure* qui n'est sans doute que la partie la plus externe du placard érythrodermique qui sert de base à la kératodermie. L'*hyperhydrose intense* imprégnait toute la couche cornée. Enfin malgré les fissures et les crevasses cette hyperkératose paraît être du type plan, lisse.

L'observation suivante de de Amicis n'est pas moins intéressante, c'est encore une *kératose lisse* avec mêmes *phénomènes érythrodermiques et hyperhydrosiques*. Ici le tableau morbide se complique de lésions *d'hyperkératose sous-unguéale*, et la kératose s'étend à la face dorsale des doigts.

Obs. 10. — De Amicis. Due casi di cheratoma familiare congenito delle extremita. *Atti della Societa italiana di dermatologia e sifilografia*, t. III, p. 154.

Chez un frère de 17 ans et une sœur de 40 ans l'affection commença le quarantième jour après la naissance. La sœur eut quatre enfants, l'un d'eux eut des lésions semblables commençant également le quarantième jour après la naissance. Augmentation progressive des lésions jusqu'à l'âge de 12 ans, couche cornée de couleur d'écorce de citron sèche, lisse, uniforme avec conservation de la plus grande partie des sillons palmaires, consistance dure élastique différant de celle des callosités ordinaires. Ces lésions occupent toute la face palmaire des mains et des doigts, elles se continuent sous la forme hypertrophique sur les régions dorsales où elles ont une limite ondulée et plus ou moins nette suivant les points. A la face dorsale, sur les phalanges et les phalangines et au niveau des articulations métacarpo-phalangiennes, état hypertrophique de l'épiderme avec exagération des sillons. Légère desquamation et coloration rouge sombre de la peau sur le reste des doigts. Intégrité de la partie moyenne de la face dorsale des mains; à la face plantaire des pieds lésions identiques. Ongles des mains et des pieds saillants par épaississement du lit de l'ongle, de sorte qu'ils paraissent se détacher de leur base d'implantation. Le quart antérieur de chaque ongle est décollé. Hyperhydrose des mains et des pieds.

Obs. 11. — Heuss. Keratoma palmare et plantare hereditarium. *Monatshefte für prak. Dermatol.*, 1896, t. I, p. 405.

L'auteur rapporte une observation ordinaire de kératodermie symétrique des extrémités : il fait remarquer que près des bords l'épaisseur du kératome diminue progressivement et laisse en quelques points transparaître *l'hyperhémie* du fond. Cet érythème se poursuit en s'estompant peu à peu dans le voisinage des placards qui sauf cela paraissent sains ; il forme à la paume une bordure étroite, qui est à la plante large de 1 à 2 centimètres environ. L'hyperkératose, qui atteint en quelques points 5 millimètres d'épaisseur, est parcourue de fentes correspondant aux grands plis de flexion de la main et aux plis de flexion des phalanges de sorte qu'il se produit des sillons atteignant la couche papillaire qui saigne. Le reste de la peau est sain, pas de lichen pilaire, pas de pityriasis capitis, pas de nævus, cheveux abondants, dents normales.

Le patient rapporte que, d'après sa mère, il souffrait dès sa naissance d'épaississement de la peau de la paume et de la plante. La maladie est héréditaire dans sa famille. Son père et son grand-père étaient atteints de ces callosités des mains et des pieds. Son oncle en est frappé.

Obs. 12. — E. Tramontani. Kératomes plantaires. *Giornale italiano delle mal. ven. e del. pelle*, 1898, p. 498. Analysé in *Annales*, 1899, p. 499.

Nous ne retenons ce cas que parce que *la kératose y a été précédée par l'existence d'une hyperhydrose remontant à une époque indéterminée.*

Obs. 13. — Pendred. Hereditary keratosis or tylosis palmæ. *British Med. Journ.*, 30 avril 1898, p. 1132. Analysé in *Annales de Derm. et Syph.*, 1898, p. 1171.

Cas familial intéressant. Face palmaire des mains et des doigts couverte d'une couche cornée épaisse, dure craquelée, nettement limitée sur les faces latérales des doigts par un rebord abrupt, et sur les bords de la main par un liséré rouge. *Au moment de la naissance* on avait remarqué la *rougeur des paumes et des plantes*, et huit jours après ces régions étaient déjà écailleuses. L'hyperkératose a persisté sans changement depuis l'enfance, mais de temps en temps il se fait une desquamation en plaques épaisses qui laisse une surface rouge et saignante.

B. — Kératodermies du deuxième groupe. — Type : Mal de Méléda.

S'accompagnant assez fréquemment de la prise des plis articulaires et de lésions des phanères. Hyperhydrose. Erythrodermie.

Obs. 14 — (Neumann). Ueber Keratoma hereditarium. *Archiv für Dermatologie und Syphilis*, Bd XLII, p. 163.

L'auteur fait la relation d'un voyage qu'il a fait à Méléda et rapporte les observations de kératodermie qu'il y a observées.

On trouve à la plante des deux côtés, depuis la phalange unguéale des orteils jusqu'aux talons ; du côté droit : sur et derrière la tubérosité du gros orteil et les deux tiers internes de la surface plantaire, comme sur le talon ; à gauche : sur la tubérosité du gros orteil et la partie antérieure de la région métatarsienne, limités par des sillons larges et profonds courant en diverses directions, et par des excavations de grandeur et de profondeur différentes, des nodules plans cornés, des plaques et des écussons irrégulièrement polygonaux, de couleur ambre jaune de l'apparence et de la résistance des cors. La surface n'est qu'incomplètement lisse et plane, elle ne desquame pas et parait seulement formée de lames superposées. Les sillons et les excavations profondes et larges ont tantôt des bords à pic et présentent des dépressions serrées les unes contre les autres comme des alvéoles d'un gâteau de cire ; les grandes et larges forment par places des excavations en forme de cylindres. En somme la plante du pied a l'aspect d'une kératose énorme divisée profondément. Aux côtés latéraux des orteils, comme aux régions intermédiaires aux premières phalanges et aux métatarsiens, la peau est rouge, l'épiderme macéré.

Aux deux pieds l'hyperkératose monte sur le bord des pieds jusque sur le dos des pieds ; aux talons jusqu'au-dessus des malléoles, en arrière à 2 centimètres au-dessus de l'insertion du tendon d'Achille et elle est limitée par une ligne nette du côté de la peau saine.

Les sillons et fissures du bord des lésions sont dirigés perpendiculairement de sorte que la kératinisation, a, à la bordure l'apparence d'une palissade. La couleur des parties cornées varie d'un point à l'autre la peau du dos du pied qui borde le kératome est rouge de cinabre et quelque peu divisée. *Les ongles sont épaissis et incarnés.*

La sécrétion est augmentée, fétide. Pas de sensations subjectives, pas de troubles fonctionnels. A la face palmaire des mains l'épiderme est épaissi au maximum dans la paume, moins au niveau des doigts et à la région du carpe il est d'un jaune safran. Les sillons correspondant aux plis naturels sont profonds à pic, ils desquament au bord. Les autres sillons et les fissures importantes de la main gauche ont une direction plus ou moins parallèle à l'axe de la main, ils se coupent, s'entre-croisent, sont moins creux et moins larges que ceux qui correspondent aux grands plis.

A la face dorsale des deux mains, aux doigts la peau montre, la même kératinisation et la même couleur. La dernière phalange de tous les doigts est en forme de baguette de tambour. Les ongles ne sont pas transformés. Le reste de la peau et les muqueuses sont normaux. Bon état général.

Neumann rapporte ensuite une *seconde observation* avec prise de la face dorsale des doigts. *La peau au niveau des articulations est très épaissie,* des plaques kératosiques sont enveloppées d'une bordure très érythémateuse.

A la partie postérieure du coude droit existe une excroissance épidermique de la grosseur d'un groschen ronde dépassant le niveau général de 1 millimètre, de consistance ferme. *A la partie externe du coude gauche* une excroissance analogue de la grosseur d'un pois.

Aux deux pieds jusqu'à la partie inférieure de la jambe, la peau est rouge, recouverte d'une couche épidermique, épaisse de plusieurs millimètres colorée en blanc mat, divisée par de nombreuses rainures et par des sillons plus ou moins larges et profonds. Sur le côté latéral des orteils la peau est rouge, gonflée et en partie excoriée. Toute la plante,

·jusqu'en arrière du talon est couverte d'une couche épidermique d'un jaune de soufre, divisée en de nombreux points. La ligne qui limite à la jambe la croissance épidermique est sinueuse, nette et bordée d'un·halo rouge.

Aux genoux plaque hyperkératosique avec rhagads sur fond érythro-dermique.

Cette observation de Neumann nous permet de constater les phénomènes que l'on peut considérer comme constants dans les kératodermies : l'érythrodermie, l'hyperhydrose, la limitation nette des bords. Mais ici nous voyons apparaître des *plaques hyperkératosées aux coudes et aux genoux, et les ongles sont épaissis et incurvés.* La déformation des doigts en baguette de tambour signalée ici est un phénomène fréquent au cours des kératodermies évoluant depuis longtemps.

Dans la communication suivante empruntée à Ehlers, remar-quons aussi *la prise des genoux, des poignets*, l'épaississe-ment des plis naturels, phénomènes que nous retrouverons dans d'autres dermatoses congénitales à un degré très intense.

Obs. 15. — Ehlers. Mal de Méléda. *Annales de Dermat. et Syphil.*,
1897, p. 657.

I. La peau de la plante des pieds, de la paume des mains est fortement épaissie et tylotique, présentant une couleur de cire jaune. La paume des mains a l'air absolument cadavérique, et la couleur jaunâtre n'est inter-rompue que par des points noircis des orifices folliculaires et la nigro-kératose des plis naturels.

II. Un deuxième symptôme important est *l'épaississement ichthyosi-forme de la peau* avec *épaississement des plis naturels*, phénomène qui se manifeste surtout sur le dos du poignet ; et sur cette peau ichthyosi-forme on voit en grand nombre les orifices folliculaires, sous la forme de points noirs manifestement agrandis et infiltrés de produits étrangers.

III. L'affection a toujours des limites nettes en lignes ondulées géogra-phiques, vis-à-vis de la peau saine. Trois de mes malades avaient seule-ment les mains et les pieds attaqués la maladie dépassant de quelques doigts de largeur le poignet. Un quatrième malade avait la même affec-tion aux genoux et aux jambes.

IV. La dermatose en question ne donne lieu à aucune desquamation, mais la couche superficielle de la peau reste toujours humide et grasse et se détache avec l'odeur désagréable de la macération épidermique.

Nous croyons utile de reproduire *in extenso* l'observation de MM. Du Castel et Baudouin car elle forme, à notre avis, un des types déviés les plus remarquables de la maladie que nous étudions en ce moment, mais sans hyperkératose permanente.

L'érythrodermie était intense dans ce cas que nous avons eu l'occasion d'observer quand nous étions interne de M. Du Castel. L'hyperhydrose étaittelle que l'épiderme corné superficiel macéré se détachait partout laissant à nu la surface rouge. L'affection était familiale et, phénomène très important au point de vue qui nous occupe, *les grands plis articulaires étaient affectés* de la même manière. C'est encore un exemple de transition vers les érythrodermies congénitales hyperkératosantes de Vidal Brocq.

Obs. 16. — Du Castel et Georges Baudouin. Télangiectasie symétrique familiale et congénitale avec hyperhydrose (Maladie de Méléda). *Annales de dermatologie et syphiligraphie*, 1899.

Ce malade, âgé de 25 ans, originaire de la Haute-Loire, est venu à la consultation de l'hôpital Saint-Louis pour s'y faire soigner d'une affection dont il a toujours été atteint depuis sa naissance et dont il y aurait d'autres exemples dans sa famille, notamment chez une sœur et une tante.

Les lésions siègent exclusivement aux plis des coudes et des aisselles, aux aines, aux creux poplités, aux mains et aux pieds. A leur niveau, la peau qui offre une coloration rouge très accentuée, légèrement violacée même par place, est le siège d'une hypersécrétion sudorale tellement abondante, que le malade, surtout dans la saison chaude, est obligé de se laver continuellement les mains sous peine de tacher tous les objets qu'il touche. Aux pieds, le même phénomène l'oblige à changer de chaussettes dans certains cas, plusieurs fois par jour.

Cette hyperhydrose a encore pour conséquence de donner aux téguments une apparence macérée et de provoquer un soulèvement constant de la couche cornée de l'épiderme, qui, en tombant, laisse à nu une surface lisse, froide, au niveau de laquelle les sillons et les plis sont notablement exagérés.

La peau, ainsi modifiée, n'est d'ailleurs le siège d'aucun prurit, ni d'aucun trouble de la sensibilité.

Inégalement développées dans les diverses régions atteintes, dans les régions axillaires et poplitées, au pli du coude et à l'aine, les lésions se limitent à un placard moins nettement dessiné et moins coloré qu'aux extrémités où elles présentent leur maximum d'intensité.

Aux pieds, elles occupent toute la face plantaire et les orteils jusqu'à leur racine, les bords externes et internes, et remontent jusque sur les malléoles, en dessinant sur chacune d'elles un placard arrondi.

En arrière, elles gagnent la région du tendon d'Achille qu'elles engainent sur une hauteur de 2 à 3 centimètres. En avant, elles forment sur le cou-de-pied un placard de 7 centimètres environ qui est séparé de la racine des orteils par un espace de peau saine nettement dessiné.

Aux deux mains, même symétrie dans la topographie des lésions qui engainent les doigts, la face palmaire, les parties latérales et le poignet jusqu'à un travers de doigt au-dessus de l'interligne radiocarpien où elles s'arrêtent brusquement. Sur la face dorsale de chaque main, elles circonscrivent un quadrilatère de peau saine qui se distingue avec une netteté remarquable des parties anormales,

L'examen général de ce jeune homme ne révèle aucune altération viscérale. Solidement constitué, il n'a jamais été malade, a fait son service millitaire sans difficulté.

Notons seulement un certain degré de séborrhée à la face et un état variqueux accusé des veines des membres inférieurs.

C. — Kératodermies du troisième groupe.

Kératodermies palmaires et plantaires avec lésions des phanères et des glandes. Alopécie; hyperhydrose ou anhydrose; séborrée. Lésions d'hyperkératose et d'hyperhydrose des plis.

Obs. 17. — Hebra. Kératose verruqueuse de la paume des mains. *Soc. viennoise de Dermatol.* Analysé in *Annales de Dermatol. et Syphil.*, 1891, p. 549.

27 ans. Epaississement verruciforme de la paume de la main avec nombreuses dépressions. Les doigts sont en baguette de tambour, les ongles volumineux, la peau de la face épaissie avec follicules sébacés dilatés. Enfant, elle avait les mains rugueuses et transpirait abondamment. A partir de 24 ans la paume des mains et la plante des pieds sont très rouges et très sensibles.

Kaposi. — Le processus qui amène cette kératose est ordinairement une hyperhydrose de la paume des mains, de la plante des pieds, ou plus exactement un trouble vaso-moteur chez les anémiques, qui se traduit par un aspect rouge bleu, une sensation de froid et de moiteur au contact des mains et des pieds. Souvent ce trouble est presque congénital. Ce trouble vaso-moteur s'accompagne de l'hypersécrétion de la sueur et de l'hypersécrétion des sébacées qui se dilatent et deviennent atoniques.

Dans ce cas, on observe aussi une séborrhée huileuse excessive de la face. Ultérieurement se produit le tylosis.

Obs. 18 (personnelle). — *Kératodermie symétrique héréditaire palmaire et plantaire. Hyperkératose des plis du coude et du jarret. Alopécie et agénésie pilaires totales.*

La malade Ch... est âgée de 56 ans. Elle présente depuis sa naissance les lésions que nous allons décrire. Sa mère était atteinte de lésions analogues, et sa fille que nous n'avons pu voir reproduit exactement la mère.

Peu après la naissance la malade avait déjà la peau rugueuse et elle était complètement alopécique, mais elle n'avait pas au degré où elle les présente aujourd'hui les lésions de la paume des mains et de la plante des pieds.

La paume des mains est couverte d'une couche cornée noirâtre, fendue de sillons profonds qui la découpent en cubes de plusieurs millimètres de côté. Ces cubes sont disposés en séries linéaires assez régulièrement parallèles aux plis de flexion de la main et coupées elles-mêmes par les lignes secondaires qui délimitent les cubes. Cette énorme hyperkératose cesse brusquement sur le bord latéral des mains, et la peau du dos des mains et des doigts paraît normale. *Les ongles* existent, mais ils sont extrémement irréguliers, noirâtres, soulevés à leur extrémité distale par des lames hyperkératosées stratifiées.

Au poignet les lésions cessent assez brusquement. Il y a cependant une forte exagération des plis transversaux, et la lame cornée est épaissie sur tout l'avant-bras jusqu'au coude. *Le coude* présente une série de lignes hyperkératosées formées par la réunion d'une série de saillies cornées très abondantes au niveau du pli de flexion s'étendant peu en arrière et sur les côtés, mais occupant le pli et le dépassant de par et d'autre largement vers le bras et l'avant-bras.

L'aisselle est *absolument glabre* ainsi que le pubis. Il n'existe pas davantage de poils aux cils, aux sourcils et au cuir chevelu. L'*alopécie totale* s'accompagne ici d'une *dilatation très considérable de tous les orifices sébacés;* il n'y a aucune squame visible entre ces orifices.

La face est le siège d'une desquamation pityriasique assez abondante, les orifices sébacés y sont très élargis, on y note de nombreux comédons. La teinte générale de la peau est cuivrée et rappelle celle de la peau de certaines ichthyoses anormales.

Aux membres inférieurs la plante est cachée par une lame hyperkératosée épaisse de 4 à 8 millimètres suivant les points. Cette lame est découpée par de profonds sillons parallèles aux plis de flexion en une série de cubes cornés fortement adhérents. La peau du fond des sillons paraît rouge et n'est pas hyperkératosée. La couleur de cette corne est noirâtre. Elle cesse brusquement sur le bord latéral du pied, et le dos du pied présente seulement un épiderme épaissi et rugueux par places.

Les ongles sont altérés et soulevés à leur extrémité libre par l'hyperkératose sous-unguéale, ils sont très fortement incurvés d'avant en
arrière, onychogryphotiques.

A la région tibio-tarsienne existe un bracelet de plis transversaux
hyperkératosés analogues à ceux du poignet, mais plus accentués. La
jambe présente de nombreux follets traversant des squames larges et peu
épaisses, grosses et assez adhérentes. *Le genou* est atteint comme le coude,
mais ici l'hyperkératose et les plis transversaux sont plus accusés au
niveau de la rotule qu'ils ne le sont à l'olécrâne. *Le creux poplité* est
parcouru d'une série de plis transversaux coupés de plis secondaires
perpendiculaires délimitant des productions cornées irrégulières, d'épaisseur modérée.

Les plis inguinaux sont normaux apparemment.

L'*hyperhydrose* des mains et des pieds est très accentuée, les plis articulaires transpirent moins.

L'ensemble des téguments dans les parties envahies présente une teinte
rougeâtre qui transparaît nettement dans les régions où les squames
sont le moins épaisses.

Nous n'avons pu recueillir l'observation très précise de la
malade dont nous venons de parler, parce qu'elle s'est dérobée
à notre examen. Quand nous avons cherché à la revoir un
peu plus tard, elle était morte, et il nous a été impossible de
nous procurer l'adresse de la fille.

Telle qu'elle est, cette observation n'en a pas moins une importance considérable, car elle sert de trait d'union entre les
kératodermies congénitales, les états alopéciques congénitaux
dont nous avons parlé et les états ichthyosiformes dont nous
aurons à nous occuper plus tard. Elle montre aussi que la kératodermie palmaire et plantaire héréditaire est pour ainsi dire
la première et la plus commune des manifestations morbides
d'un syndrome complexe d'anomalies congénitales, rarement
réalisé dans son ensemble. Les observations que nous aurons
à analyser plus tard en seront la preuve, croyons-nous.

Les observations qui suivent sont d'un puissant intérêt, car
elles font pressentir : que la kératodermie a évolué chez les enfants
en même temps qu'une lésion très spéciale de l'épiderme ; que
l'histologie, si elle eût été faite, l'aurait évidemment rapportée

à une fragilité particulière des épines intercellulaires, à l'*akan-lolyse* en un mot. Elles sont intéressantes encore, parce que le *processus bulleux* s'éteint progressivement à mesure qu'augmente le processus kératodermique, et par là ces maladies suivent, à la paume des mains, la marche que suivent sur le reste des téguments les lésions bulleuses des érythrodermies congénitales ichthyosiformes de Vidal Brocq. Le début de ces deux cas de kératodermies palmaire et plantaire par des lésions érythrodermiques et bulleuses nous paraît donc un nouvel et puissant argument en faveur de la parenté des kératodermies accompagnées de lésions systématisées diversement distribuées de l'ensemble du tégument et des lésions érythrodermiques congénitales ichthyosiformes de Vidal Brocq.

C. — Kératodermies consécutives à l'érythrodermie et à des éruptions bulleuses.

Obs. 19. — Du Castel. Kératose palmaire et plantaire. *Annales de Dermatologie et de Syphiligraphie*. 1900, p. 1232.

Robert M..., 2 ans et demi. Début de l'affection à l'âge de 4 mois, aux mains, sous forme de bulles, dit la mère, qui au bout de quelques jours laissaient échapper un liquide clair. Cette éruption bulleuse a persisté pendant six mois.

Deux mois après le début aux mains, les pieds ont été pris ; mêmes éruptions successives.

C'est six mois après ces éruptions bulleuses palmaires et plantaires qu'est apparue la kératose actuelle qui depuis est restée stationnaire.

Antécédents personnels. — Pas de maladie antérieure.

Antécédents héréditaires. — Père a de fréquentes poussées d'eczéma. Mère rhumatisante.

Aucune affection analogue dans la famille.

La kératose est uniforme, très épaisse, se limite nettement aux bords de la paume des mains et de la plante des pieds. A la limite, il y a une zone érythémateuse congestive d'un centimètre de largeur environ.

M. Besnier. — Cette observation est remarquable en ce qu'il s'agit d'un cas individuel et non familial ; le père, la mère et les autres enfants ne présentent en effet aucune lésion analogue.

Obs. 20. — Alpar. Ein Fall von Ichthyosis localis palmaris et plantaris. *Ungarische Dermatologische und urologische Gesellschaft* in
Budapest, 26 janvier 1899 ; *Monatshefte f. prak. Derm.*, 1899, t. p. 412.

La forme d'*ichthyose localisée* aux paumes et aux plantes est, dit l'auteur, si rare qu'elle a été regardée par beaucoup d'auteurs comme différant de l'ichthyose. Chez un enfant de 5 ans l'auteur a observé cette
variété. La mère rapporte qu'à l'âge de neuf mois l'épiderme des paumes
et des plantes s'est soulevé et a subi *l'évolution bulleuse* dans presque
toute l'étendue de ces surfaces. Les bulles furent rompues et dans la suite
l'épiderme s'exfolia par grandes lames ; cette formation de bulles se renou-
vella fréquemment, cet état persista pendant trois mois, puis l'épiderme
subit peu à peu les transformations qui sont visibles aujourd'hui encore.
Les paumes et les plantes sont très épaissies, par places calleuses ; par
places elles sont couvertes de plaques cornées épaisses de plusieurs millimètres, qui sont divisées par des sillons et colorées en brun sale. Cette
kératinisation est encore plus accentuée à la plante des pieds, qui paraît
au toucher recouverte de lames osseuses. Le processus y est plus diffus,
il se poursuit avec le même degré d'intensité sur les orteils dont la
mobilité est très diminuée. En arrière les modifications se poursuivent
jusqu'au tendon d'Achille ; latéralement elles atteignent le bord du dos
du pied. Le reste de la peau ne présente aucune sorte de modification.
L'enfant, qui se meut aisément, a seulement une démarche chancelante ;
à la pression on peut provoquer la douleur en quelques points.

CHAPITRE IV

Aplasies dermo-épidermiques.

Entre les kératodermies palmaires et plantaires simples ou
compliquées et les lésions ichthyosiformes des téguments que
nous décrirons plus loin il y a place pour une autre variété de
lésions bien différentes en apparence, mais sans doute d'étiologie
très voisine. Nous avons vu que les kératodermies s'accompa-
gnaient parfois de lésions unguéales, de lésions sébacées, que
très souvent elles évoluaient en concomitance avec l'hyperhydrose et avec des altérations des sudoripares. Nous avons pu
noter l'existence d'alopécie et de lésions kératodermiques des
plis accompagnant certaines de ces kératodermies congénitales. Nous verrons plus tard ces lésions s'exagérer et se compliquer encore, l'atrophie et une pseudo-sclérodermie frapper
les téguments palmaires atteints de kératodermie. Puis, comme
il peut arriver au cours de tout syndrome, nous verrons la kératodermie disparaître et faire place à l'atrophie pure du tégument palmaire, s'accompagner même d'atrophie totale d'un
segment de membre, de la main par exemple. Par une transition insensible la kératodermie congénitale peut s'effacer, cette
réaction morbide toute banale cessera de se produire, parce que
les causes locales et générales qui lui donnent naissance cesse-
ront elles-mêmes d'exister, sans que nous puissions en rien être
avertis de leur absence, et nous serons en présence des lésions

du tégument que nous signalions plus haut : atrophie épidermique ; atrophie des phanères, ongles, poils, dents ; atrophie ou hypotrophie des sébacées ; atrophie ou hypotrophie des sudoripares ; atrophies dermiques ; tout cela local ou général, et nous assisterons à l'évolution d'un tableau morbide tel que ceux dont nous donnons ici deux observations, celles de Tændlau et celle d'Audry et Dalous.

Nous sommes ici bien loin des lésions simples des phanères et des kératodermies dont nous venons d'esquisser le tableau général, mais nous avons affaire à l'un des éléments constituants du tableau symptomatique de *la dermatose congénitale*. Ces atrophies cutanées, ces apparences sclérodermiques, se rencontrent à un degré variable au cours des lésions symétriques congénitales des paumes et des plantes, elles existent souvent dans les érythrodermies ichthyosiformes, et l'on trouve, comme nous venons de le dire, tous les degrés entre un placard atrophique et une atrophie générale comme celle du cas de Tændlau.

Ce n'est donc plus une entité morbide que cette atrophie cutanée non plus que la kératodermie, pas plus, dirons-nous, que les atrophies locales des phanères ; c'est un symptôme, une résultante d'un état pathogène inconnu, symptôme unique parfois, mais beaucoup plus souvent symptôme associé à un tableau complexe ; lésion quelquefois unique et généralisée à tout le tégument, mais plus fréquemment associée et localisée.

Cette atrophie nous prouve seulement que, comme nous le disions au début de ce travail, le derme et les tissus voisins, jusqu'au squelette, subissent le processus aplasique ou dysplasique d'où va naître la dermatose congénitale. Dans les cas analogues à ceux que nous rapportons ici la lésion épidermique et la lésion dermique évoluent parallèlement sans avoir l'une sur l'autre de prépondérance marquée.

Pour regarder les alopécies, les kératodermies, les atrophies, comme des entités morbides, il faut s'astreindre à les considérer dans leur état de développement le plus pur et le plus parfait. En dehors de ces faits la place est prise par tous les cas de transition intermédiaires à ces diverses entités, et l'on n'arrive à comprendre ces dernières formes morbides qu'à la faveur de l'analyse des lésions constituantes qui les composent. Nous sommes donc amenés à appliquer ici une idée chère à notre maître M. Brocq : l'idée que nombre de dermatoses ne sont pas compréhensibles si l'on ne sait démêler dans leur complexus les dermatoses primitives, fondamentales dont elles ne sont que la résultante.

Obs. 21. — Audry Dalous. Sur une atrophie héréditaire et congénitale du tégument palmaire (Brachydermie palmaire congénitale). *Annales de derm. et syph.*, 1900, p. 781 (Résumée).

Femme de 28 ans, cuisinière.

Auriculaire. — Déformé en Z par la rétraction de la peau. A la face dorsale, la peau est comme plaquée sur les os, elle est luisante et lisse, les plis articulaires ont presque complètement disparu. A la face palmaire les plis formés par les crêtes papillaires existent.

Annulaire. — Déviation des phalanges par rétraction de la peau. Disparition des plis articulaires. A la face palmaire la peau se tend sur les tendons comme sur une corde.

Paume. — La peau n'y est pas souple. Au-dessous de la peau, quand les doigts laissent la peau palmaire relâchée, on sent une sorte de doublure ferme résistante, à laquelle on peut donner une forme triangulaire à base tournée vers les phalanges.

Main gauche. — Mêmes déformations.

Le malade prétend ne pas suer des mains. L'étude de la sécrétion sudorale ne révèle aucune anomalie de sécrétion.

En somme *atrophie diffuse frappant le derme* et tout *le tégument palmaire.* La *participation de l'aponévrose* est faible, mais *manifeste*: il est nettement évident que la peau n'est plus mobile sur elle. Le tégument des doigts paraît très atrophié. Les pieds sont indemnes de toute malformation.

La mère de la malade présente depuis sa naissance des déformations et une atrophie analogues.

Les auteurs séparent ces cas de la maladie de Dupuytren : 1º à cause de ce caractère héréditaire et congénital ; 2º de l état

absolument stationnaire de la lésion ; 3° l'aponévrose n'est pas
tendue en cordes, elle apparaît comme simplement adhérente en
tnappe parce que les éléments de glissement ont disparu ;
4° le pouce est pris au même titre que les autres doigts, ce qui
n'existe pas dans la maladie de Dupuytren ; 5° tous les autres
doigts sont pris à peu près également. La flexion est plus prononcée au niveau de la troisième phalange. Celle-ci n'est jamais
atteinte dans la rétraction de l'aponévrose palmaire ; 6° il y a de
l'atrophie de toute la peau des doigts, moins prononcée mais
réelle sur la face dorsale.

Obs. 22.— Tændlau. Hypoplasie de la peau et anhydrose complète. *Berliner dermatol. Gesellsch.* Analysé in *Annales de derm.*, 1901, p. 393.

Homme de 47 ans, qui *n'a jamais pu transpirer* et qui souffre beaucoup
de la chaleur en été. Il n'aurait jamais eu que *très peu de cheveux et de
barbe*, encore moins de poils aux parties génitales et dans les creux axillaires. *Jamais de dents* au maxillaire inférieur ; il a deux incisives et
deux molaires au maxillaire supérieur. Sur l'occiput et aux tempes
quelques cheveux rares et fins ; la barbe est un peu plus fournie. Les
sourcils et les cils sont très peu développés. *La peau est lisse et mince* ;
sur le cuir chevelu les orifices glandulaires sont visibles. La peau du
tronc et des membres est mince, sèche, lisse et complètement glabre, à
l'exception du pubis et des creux axillaires où il y a quelques follets
minces. *Les seins et les glandes mammaires manquent* complètement.
Organes internes sains, organes génitaux normaux, peu d'intelligence.
L'injection de pilocarpine ne fait pas transpirer le malade. Si le malade
se tient au soleil, la température s'élève jusqu'à 40°,8 dans le creux de
l'aisselle. *Pas de glandes sébacées* sur le cuir chevelu. Sur une préparation
microscopique de la peau de l'avant-bras on ne voit *ni glandes ni poils*.
La diurèse est un peu abondante, particulièrement lorsque le malade a
été soumis à une température élevée.

Ces cas d'atrophie cutanée sont remarquables, ce dernier surtout, par leur congénitalité, par l'agénèse des phanères et des
glandes qui les accompagnent. Agénèse d'autant plus complète
qu'elle porte dans le cas unique de Tændlau sur les sudoripares comme sur les sébacées. De plus, ces cas rappellent les
atrophies partielles, localisées aux doigts ou à la main, que nous

verrons accompagner les états para-ichtyosiques que nous étudierons ; ils rappellent encore ces mêmes états avec alopécie dont l'une des observations de Thibierge donne l'exemple. Enfin ils réalisent au maximum toutes les altérations d'agénésie qui entrent, comme nous l'avons vu, pour une si grosse part dans les malformations congénitales. Ces faits ont donc des relations avec les alopécies congénitales, avec les kératodermies accompagnées d'atrophie et d'alopécie, avec les états para-ichthyosiques que nous étudierons plus tard.

CHAPITRE V

Lésions généralisées.

Nous connaissons maintenant tous les éléments qui prennent part à la constitution des syndromes congénitaux, nous pouvons dire qu'ils se groupent schématiquement en cinq classes : *a*) les lésions vasculaires caractérisées surtout par l'érythrodermie ; *b*) les lésions glandulaires avec hypotrophie ou hypertrophie des sudoripares et des sébacées ; *c*) les lésions des phanères, ongles, poils et dents se manifestant par les troubles de croissance en plus ou en moins ; *d*) les lésions de l'épithélium général dont nous avons vu l'une des formes les plus communes en étudiant les kératodermies palmaire et plantaire ; *e*) les lésions conjonctives et vasculaires.

C'est surtout l'étude de ces lésions épithéliales de la portion non spécialisée du tégument que nous allons entreprendre dans le reste de ce travail.

Nous sommes obligés, pour aborder cette étude avec fruit, de renvoyer à ce que nous avons dit de l'épitrichium et de passer rapidement en revue le phénomène probablement physiologique de l'exfoliation des nouveau-nés.

Nous savons combien sont incertaines nos connaissances touchant l'influence possible de l'anomalie de l'évolution épitrichiale, sur le développement de la peau. Nous laisserons de côté presque complètement dans cette étude la question de l'ichthyose vulgaire et du kératome malin diffus congénital ou ichthyose fœtale, pour nous occuper surtout de phénomènes encore mal connus et surtout mal interprétés bien qu'ils paraissent avoir été assez fréquemment observés, et nous nous attacherons à montrer que ces phénomènes n'ont rien de commun avec l'ichthyose vraie et avec l'ichthyose fœtale, malgré qu'ils portent presque tous dans la littérature le nom d'ichthyoses. Nous verrons comme nous le pressentons déjà d'après ce que nous avons écrit précédemment, qu'ils semblent faire partie d'une vaste série morbide dont ils forment l'un des groupes les plus importants et qu'ils peuvent, d'autre part, se combiner avec toutes les anomalies déjà décrites.

Si différente que paraisse la desquamation lamelleuse des nouveau-nés des affections que nous avons jusqu'ici indiquées, ses relations avec le kératome malin diffus congénital par l'intermédiaire des faits de passage que présentent les observations de MM. Hollopeau et Watelet, Sherwell, etc., et avec les érythrodermies congénitales ichthyosiformes dont nous nous occuperons surtout dans cette seconde partie de notre travail, nous obligent à l'étudier rapidement.

Nous verrons ces desquamations lamelleuses des nouveaunés s'accompagner, dans les cas extrêmes, d'atrophie du tégument palmaire, de rétractions de la peau suffisantes pour empêcher l'extension des membres. Nous la verrons persister pendant des mois ou même des années, s'accompagner d'érythrodermie, de lésions du visage et donner ainsi un tableau voisin de celui des érythrodermies congénitales ichthyosiformes de Brocq ; dans quelques cas même, l'intrication des processus morbides que nous signalions plus haut pourra s'observer, mais cette intrication même, n'est-elle pas la preuve, que les processus qui s'allient pour constituer un nouveau tableau symptomatique sont d'espèce différente puisqu'ils ne se confondent pas.

C'est que nous croyons, en effet, qu'il y a beaucoup plus loin de

la desquamation lamelleuse des nouveau-nés ou ichthyose sébacée à l'érythrodermie congénitale ichthyosiforme, qu'il n'y a
loin de cette dernière aux groupes des lésions dont nous avons
jusqu'ici fait l'analyse.

§ 1. — Desquamation des nouveau-nés

La desquamation physiologique des nouveau-nés est bien
connue des accoucheurs, qui ont remarqué depuis longtemps la
couleur jaunâtre de la peau de quelques enfants au moment de
la naissance et qui ont noté la desquamation par petites squames
pityriasiques. D'après les observations des accoucheurs, cette
desquamation serait plus rapide chez les enfants nés à terme
que chez les prématurés.

Chez les enfants atteints de desquamation physiologique que
j'ai eu l'occasion d'examiner, la peau de tout le corps était revêtue
d'une lamelle épidermique fine qui adhérait intimement à toute
la superficie en tous les points du corps, au visage, au tronc, aux
membres, à la paume et à la plante. Les squames dues à cette
exfoliation étaient de largeur très variable, les unes atteignaient
à peine la dimension des desquamations séborrhéiques ou pityriasiques fines, les autres étaient de véritables lamelles et des
lames fines comme le plus fin et le plus régulier enduit de collodion et elles présentaient une bordure soulevée qui permettait
de les saisir et de les arracher.

Leur adhérence est assez grande pour que les lavages ne les
enlèvent pas, c'est par exfoliation progressive qu'elles tombent, à
la manière des couches épidermiques normales. Elles paraissent,
au moins cela nous a semblé résulter des quelques examens que
nous avons pu faire, être particulièrement grandes chez les enfants dont le système sébacéo-pilaire est le mieux développé, et

nous avons pu le remarquer surtout chez un nouveau-né dont le corps était abondamment pourvu de follets.

Ces lamelles naissent de l'ensemble de l'épiderme, elles ne semblent pas envoyer le moindre prolongement dans l'orifice des entonnoirs sébacéo-pilaires et il est très aisé de remarquer que toutes sont traversées par les follets dont aucun ne demeure emprisonné au-dessous d'elles. Ce dernier détail a pour l'étude de l'origine de ces desquamations une importance capitale, et il ne paraît pas avoir intéressé suffisamment les auteurs, car aucun d'eux ne l'a noté.

Il ne saurait y avoir aucun rapport entre ces lamelles desquamant à la naissance et la persistance de portions de l'épitrichium non détaché au septième mois de la vie embryonnaire et qui achèveraient leur évolution après l'accouchement. Cette pellicule s'exfoliant devrait, si elle dépendait de la persistance de l'épitrichium, passer partout au-dessus des follets, n'être nulle part traversée par eux. En effet l'épitrichium apparaît au deuxième mois de la vie fœtale, peut-être plutôt, il recouvre d'une couche uniforme tout le tégument fœtal. Les ébauches des germes sébacéo-pilaires se manifestent à la fin du troisième mois et partent de la couche profonde sous forme de bourgeons pleins. Plus tard seulement se forme le poil et la persistance de l'épitrichium l'obligerait, au dire des auteurs, à soulever cette couche avant d'apparaître, libre, à la surface du corps. C'est là une première raison qui s'oppose à ce que nous puissions regarder les lamelles de la desquamation des nouveau-nés comme un reste de l'épitrichium. Il en est une autre encore, c'est que les auteurs qui ont étudié la couche épitrichiale n'admettent pas sa transformation en lame cornée; jamais ses cellules, comme nous l'avons dit précédemment, ne subissent l'évolution cornée.

Activité de l'épithélium au moment de la naissance. — La desquamation physiologique des nouveau-nés a donc certainement une autre cause qui nous paraît en rapport avec l'activité générale des épithéliums à la naissance, en particulier avec l'activité sébacée qui se manifeste, on le sait, par la croissance de sébacées relativement volumineuses à la face, au nez surtout et par l'évolution des glandes mammaires connue sous le nom de mastite des nouveau-nés. Cette hypergénèse ou cette hypéractivité épithéliale de la naissance est à rapprocher sans doute aussi des phénomènes physiologiques qui se poursuivent à ce moment du côté des organes génitaux et qui se traduisent parfois par un écoulement sanglant du vagin chez les petites filles. Cette concordance entre les phénomènes cutanés et les phénomènes génitaux se manifeste, on le sait, au cours de la vie chez l'adulte, et pour ne rappeler qu'un exemple morbide nous citerons les cas de Ziegler et de Lesser dont nous avons rapporté les observations plus haut. Dans ces cas où l'alopécie était totale, quelques follicules sébacéo-pilaires, sans doute insuffisamment développés, fournissaient une poussée de poils au moment des époques menstruelles. Les poils ainsi formés tom-baient ensuite.

Cette activité des épithéliums tégumentaires à la naissance est mise en lumière encore par l'achèvement de l'évolution des sudoripares dont les conduits se désoblitèrent progressivement dans les diverses régions du corps. Cette évolution des canaux d'excrétion de ces glandes ne se comprendrait guère si elle se produisait sans aucune réaction de voisinage. L'activité des sudoripares au moment où se produit la desquamation lamel-leuse nous paraît prouvée par ce fait que les nouveau-nés qui la présentent transpirent parfois en des régions très limitées du corps, à la face latérale du thorax par exemple quand ils se mettent à crier; en examinant ces phénomènes nous nous sommes plusieurs fois demandé si le cri n'était pas un puissant adjuvant du perfectionnement de la structure cutanée par la congestion intense de la peau qu'il occasionne chez le nouveau-né.

Tous ces phénomènes nous font croire que la desquamation

physiologique des nouveau-nés est un phénomène d'ordre évolutif général et qu'il n'est pas certain qu'il faille lui rapporter, comme l'ont fait quelques auteurs, les phénomènes plus complexes que nous allons maintenant étudier.

§ 2. — Ichthyose sébacée. Desquamation lamelleuse. Kératome malin diffus.

On trouve dans Kaposi (1) une mention un peu vague des cas auxquels nous allons maintenant nous arrêter.

« La séborrhée généralisée est, dit-il, infiniment plus rare que la séborrhée limitée.

Chez le nouveau-né, elle est représentée par un *vernis caséeux trop abondant*, qui se renouvelle encore pendant les premiers jours de la vie et amène une tension de la peau et la formation de déchirures douloureuses. Lorsque cet état occupe tout le tégument, celui-ci, déjà quelques heures après la naissance, paraît d'une *couleur rouge brun ;* sa surface est brillante comme du satin, elle semble enduite de vernis, ou, suivant la comparaison de Hebra, elle ressemble à du lard rôti, c'est-à-dire qu'elle a un aspect brunâtre, luisant. A la figure, à partir des angles de la bouche, sur le pli des joues, il se forme des gerçures douloureuses ; la raideur du nez et de la bouche ; la douleur que causent les rhagades met l'enfant dans l'impossibilité de prendre le sein ; en quelques jours, il succombe par inanition et par perte de sa chaleur, si l'on ne vient pas à son secours en graissant largement les croûtes afin de les ramollir et en ranimant artificiellement la chaleur de son corps. La vraie dénomination de cet état est *ichthyose sébacée* ou *séborrhée squameuse des nouveau-nés ;* certains auteurs l'ont qualifiée

______

(1) KAPOSI, *Pathologie et traitement des maladies de la peau.* Traduction E. BESNIER et A. DOYON, 2ᵉ édit., t. I, p. 194.

d'*ichthyose congénitale*; d'un côté, elle se rapproche des formes d'exfoliation épidermique extra-utérine des nouveau-nés, dont nous aurons à nous occuper ; de l'autre, de certaines variétés qui paraissent tenir à un arrêt dans le développement du fœtus, dont le type est encore à décrire.

« Cette lésion est reproduite dans un dessin donné par Behrend en 1839, d'après la description d'un enfant faite par Steinhausen.

« Ce dessin se trouve au musée de Berlin sous le titre d'*incrustatio seu scutulatio*. Sievruck, Vrolick en 1854 et Löcherer en 1846, Kyber et H. Hebra en 1881 ont publié des faits complètement analogues, toutefois, il existe certainement une ichthyose congénitale vraie dans le sens d'une ichthyose fœtale, ainsi que le démontrent deux cas récemment communiqués par Caspary ».

« Ce que l'on a appellé *ichthyose congénitale* n'est qu'une incrustation par des masses de sébum *cutis testacea*, que l'on observe chez les nouveau-nés ; c'est un état passager et curable que l'on appellerait avec plus de raison ichthyose sébacée (t. I, p. 194).

« Ce qui n'empêche pas que les monstres absolument incapables de vivre, avec absence congénitale des yeux, des oreilles et des régions dermiques correspondantes, dont le cas de Steinhausen est le premier exemple et le prototype et dont les cas de Kyber (kératomes diffus intra-utérins) et de H. Hébra, sont des analogues, ne puissent cependant être rangés dans l'ichthyose fœtale ou intra-utérine. En effet, Caspary soutient cette opinion dans un travail très autorisé, après que Lang et d'autres auteurs (Thost, Stublinger) ont fourni dans d'autres observations des données sur lesquelles on peut s'appuyer pour prouver qu'il y aurait sous ce rapport diverses formes de transition, suivant le degré, l'étendue et le développement fœtal, — début de cette anomalie (1). »

(1) *Ibid.*, t. II, p. 64.

On voit, à la lecture de ce passage de Kaposi, que les idées
de cet auteur éminent sur les desquamations et les ichthyoses
congénitales n'avaient pas toute la netteté désirable. Si l'on
essaie d'en tirer la conclusion sans torturer le texte, il semble que
Kaposi admettait implicitement deux grandes variétés de ces
desquamations congénitales.

a) La séborrhée squameuse des nouveau-nés ou ichthyose
sébacée, comprenant elle-même : 1° les exfoliations épidermiques extra-utérines ; 2° certaines variétés qui paraissent tenir
à un arrêt dans le développement du fœtus, dont le type ést
encore à décrire.

b) L'ichthyose congénitale vraie, ou ichthyose fœtale, ou kératome diffus intra-utérin.

Il faut, semble-t-il, séparer plus nettement que ne l'a fait
Kaposi d'autres états dont nous allons nous occuper de l'ichthyose
congénitale, ou kératome diffus intra-utérin. Cependant beaucoup de ces observations, toutes presque, ont été décrites sous
le nom d'ichthyose, et nous ne connaissons que le mémoire de
Grass et Torok (1) où il soit délibérément tranché avec cette
erreur ancienne. Malheureusement ces auteurs, tenant trop peu
de compte de l'évolution de l'épitrichium, de sa constitution et du
rapport des poils avec cette membrane, écrivent à la fin de leur
mémoire : « Pour les cas comme le nôtre et tous les cas d' « ichthyose sébacée », où le nouveau-né vient au monde pourvu d'une
couche cornée en voie d'un détachement lent et en grands lambeaux, il faut invoquer une cohérence plus forte des cellules
cornées, qui est alors la cause de la formation d'une enveloppe
cornée complètement analogue à l'épitrichium de certains animaux. »

On peut répondre à cette assertion par le seul fait de Bonnet,

---

(1) J. Gross et L. Tovok. Un cas d'exfoliation lamelleuse des nouveau-nés (*Ichthyosis
sebacea* de Hebra). *Annales de dermatologie et de syphiligraphie*, 1895, p. 104.

où une chèvre était née sans poils visibles, avec une couche cornée qui paraissait bien répondre à l'épitrichium et qui cachait tout le système pileux sous sa carapace uniforme. On peut d'une façon générale reprocher à toutes les observations de cet ordre qui ont été publiées de n'avoir donné aucune idée de la disposition qu'affectaient les poils par rapport à cette couche, lorsqu'on supposait l'état morbide dû à sa persistance.

Ballantyne (1), qui a écrit sur les ichthyoses congénitales, confond entre eux les états les plus divers, il rapproche la variété de desquamation qui nous occupe ici du kératome diffus malin congénital.

D'une façon commune cette desquamation fœtale temporaire se présente ainsi : l'enfant naît recouvert d'un enduit général, au travers duquel la peau paraît jaune brun clair, ou qui ressemble à une pellicule très blanche, comme si le nouveau-né avait été saupoudré de poudre de riz, ainsi qu'il est écrit dans l'observation de MM. Hallopeau et Watelet rapportée plus loin. Immédiatement, ou quelques instants après la naissance, on voit se former, dans ce sac de collodion qui enveloppe étroitement le corps, des fissures superficielles, n'intéressant que la couche vernie. Sur le bord de ces fissures la couche vernie se soulève et laisse à découvert l'épiderme sous-jacent, net, lisse, non érythémateux, absolument sain d'apparence. Le craquement de l'enveloppe se produit à la fois en de nombreux points : aux bras, au front, au tronc, aux jambes cela d'une façon très variable. En essayant d'arracher les lamelles et les lames qui se forment sous l'influence du fendillement, on remarque qu'elles adhèrent intimement à la couche sous-jacente. Cette adhérence n'est cependant pas un fait constant; dans quelques cas la lame vient avec la plus grande facilité sous l'influence de la traction. Nulle part il n'y a

(1) Kongenitale Ichthyosis. *Arch. f. Pœdiat.* 1891. XI. Analysé in *Monatshefte f. prakt. derm.*, 1895, t. II, p. 351.

ni fissures, ni rhagades entamant l'épiderme sous-jacent. Les cheveux existent, dans quelques cas on a omis de signaler leur état. Il
est probable qu'ils traversent la couche desquamante puisqu'aucun
auteur ne signale qu'il en est autrement. Cette pellicule collodionnée généralisée se détache complètement en un temps qui
varie de trois semaines à trois mois, et la peau mise à nu ne
diffère en rien chez ces enfants de la peau normale. La lecture
des observations suivantes donne, d'ailleurs, de cet état une idée
particulièrement nette.

Obs. 23. — Jules Grass et Louis Torok (Budapest). Un cas d'exfoliation lamelleuse des nouveau-nés (Ichthyosis sebacea de Hebra). *Annales
de Dermatologie et de Syphiligraphie*, 1895, p. 104.

Le 23 janvier 1894, un enfant naquit à la deuxième clinique d'obsté-
trique de Budapest, dont la peau montra des changements qui attirèrent
vivement notre attention. C'était un enfant bien développé qui avait un
poids de 3.850 grammes et la longueur de 56 centimètres. Sa température
après la naissance avait été de 36°,4 C. La mère, primipare, jouissait d'une
santé parfaite.

Nous vîmes l'enfant pour la première fois le 24 janvier au matin et nous
constatâmes ce qui va suivre. La circonférence du crâne avait 38 centimètres, sa grande diagonale oblique 14 centimètres, la diagonale antéro-
postérieure 12 centimètres, la petite transversale 9 et la grande 10 centimètres. OEdème de la région occipitale, quelques excoriations du cuir
chevelu dues au forceps qu'on avait été forcé d'appliquer, l'accélération
de la naissance ayant été indiquée.

La *peau* du nouveau-né était partout sèche, luisante et d'une couleur
jaune brunâtre clair. Cette couleur s'accentue particulièrement à la surface antérieure du tronc, au visage et aux extrémités. La peau, qui paraît
comme finement collodionnée, est parcourue sur le ventre, le thorax et
aux extrémités par des fissures toutes superficielles, n'intéressant que la
couche luisante elle-même. La couche luisante se détache au bord de ces
fissures et il se produit ainsi un liséré lamelleux fin et de la largeur de
quelques centimètres flottant, avec son bord libre vers les fissures. La
couche sèche et luisante qui couvre toute la surface du corps ne se détache qu'au niveau des fissures. Partout ailleurs elle cohère intimement
avec la couche sous-jacente de la peau, quoique il se forme çà et là quelques plis fixes. Au niveau des fissures qui ont la largeur de plusieurs
millimètres à 3 ou 4 centimètres, on aperçoit la peau dépourvue de
sa couverture collodioniforme; elle y apparaît saine, souple, de cou-

leur normale. Il est impossible de produire une desquamation par le grattage. Sur le dos le stratum sec et luisant ne fait pas défaut, seulement ici la couleur de la peau est plutôt rouge et il n'y a pas de fissures comme sur les parties antérieures du tronc. Pas d'anomalie du cuir chevelu ; les poils sont bien développés. Aspect de la peau des paumes et des plantes comme celle du ventre.

Point d'autres anomalies, notamment pas de rhagades plus profondes, pas de contractures, pas de difformités ni de la peau, ni d'un autre organe, pas d'infiltration ou de densité accrue de la peau, etc.

Couleur jaune brunâtre fauve du tronçon du cordon ombilical.

Le 24 janvier matin. Température 36°,4 C,, soir 37°,3 ; l'enfant se porte bien, n'a pas encore pris le sein.

Le 25 matin. Température 37°,5, le soir 37°,8. Poids 3.555 grammes. L'enfant tette très bien. Desquamation lamelleuse au début sur le tronc.

Bowen (1), qui, comme on le sait, a fait les recherches les plus intéressantes sur la couche épitrichiale, cite un cas de cette variété d'exfoliation lamelleuse des nouveau-nés, qu'il tient du docteur Bakon.

L'enfant était couvert des pieds à la tête d'une membrane mince, complètement lisse qui n'adhérait que lâchement aux parties sous-jacentes. Elle ressemblait à du papier paraffiné. L'enfant mourut à 14 mois. Environ cinq semaines auparavant la membrane s'était divisée en grandes plaques sous lesquelles la peau paraissait légèrement ichthyosique.

Bowen fait remarquer seulement qu'il y a de sérieuses présomptions que ce phénomène cutané dépende de la persistance de la couche épitrichiale.

Obs. 24. — H. Brauns, Uber einen eigenartigen Fall von Hautung bei einem neugeborenen Kinde. *Dermatol. Zeitsch.*, Bd. III, H. 3, 1897.

Quatre heures environ après la naissance, l'observateur put constater que l'enfant était dans une sorte de sac tégumentaire, mince, brun

(1) Bowen, La couche épitrichiale de l'épiderme est en relations avec l'ichthyose congénitale. *Congrès de la Société américaine de dermatologie tenu à Montréal, septembre 1895. Journal of cut. and genit. ur. dis.*, nov. 1895.

jaune, d'apparence de cuir. Ce sac montrait en nombre de points, en particulier au cou, à la poitrine, à l'abdomen, des fissures à travers lesquelles on apercevait l'épiderme bien développé. Aux parties latérales du tronc, des bras et des jambes, le revêtement épithélial se soulève en grandes lames, ou est sur le point de se détacher. Ailleurs il adhère encore fortement. Au visage et à la tête la couverture épithéliale est encore mieux fixée et donne à l'enfant l'aspect d'un mulâtre. Le jour suivant la desquamation commença et dura plusieurs jours, l'enfant prit à la suite une apparence complètement normale.

L'auteur discute les divers diagnostics d'ichthyose congénitale, de pemphigus foliacé, de dermatite exfoliative, de scarlatine et les élimine tous. Il propose pour l'affection une dénomination nouvelle : *superdesqua - malio membranacea.*

OBS. 25. — A. CARINI. Di una forma attenuata della cosidetta « ittiosi sebacea » ittiosi lamellaire. *Giornale italiano delle malattie veneree e della pelle,* mars 1895.

L'auteur rapporte l'observation d'un enfant de 28 mois atteint depuis la naissance d'une affection dont le symptôme fondamental est une desquamation lamelleuse de la tête, du bas-ventre et des flancs. Les squames sont longues et larges, minces, comme grasses, particulièrement développées sur la tête, petites dans les autres régions. Les squames, jaune sale, ressemblent à des pellicules de collodion, elles se laissent aisément enlever et au-dessous d'elles la peau paraît saine. La peau qui avoisine ces squames est sèche. Le diagnostic doit être débattu entre : l'ichthyose vraie, l'ichthyose fœtale (*keratoma diffusum* Kiber, *keratoma malignum, diffusum, intra-uterinum* Besnier, *le pityriasis rubra-infantilis* (Heischmann). L'auteur exclut toutes ces dermatoses et croit qu'il s'agit d'une variété de la soi-disant ichthyose sébacée ou dermatite séborrhéique. La dénomination d'ichthyose sébacée lui paraît inacceptable, parce que les squames, vues au microscope, ne contiennent aucune cellule graisseuse, mais seulement des cellules cornées anucléées ; il n'a pu mettre en lumière l'existence de la sécrétion sébacée. Il préfère le nom d'*ichthyose lamellaire* à celui d'ichthyose sébacée.

Toutes les observations précédentes sont suffisamment caractéristiques et semblables les unes aux autres pour qu'il soit inutile de les commenter.

OBS. 26. — HALLOPEAU et WATELET, Sur une forme atténuée de la maladie dite ichthyose fœtale. *Société de Dermatologie et de Syphiligraphie,* 1891. Résumée.

21 janvier. — Enfant examiné un quart d'heure après la naissance ;

tout son corps était alors recouvert comme d'une pellicule très blanche, on aurait dit qu'on l'avait saupoudré avec de la poudre de riz. Un quart d'heure après, cette cuticule se fendillait par places, surtout au niveau des plis naturels de la peau, puis elle se recroquevillait et tombait par lambeaux. Toute la surface du corps présentait une coloration carminée tirant sur le jaune.

24 janvier. — L'épiderme était particulièrement tendu au niveau des extrémités digitales qui étaient décolorées et rappelaient l'aspect du doigt mort. Les membres étaient à demi fléchis et l'on était empêché de les redresser par la résistance de l'épiderme.

25 janvier. — La peau présente une coloration d'un rouge vif, presque scarlatiniforme ; son altération paraît porter exclusivement sur l'épiderme ; il semble que le feuillet corné ne fasse plus corps avec les parties sous-jacentes et ait partout tendance à s'en détacher. En différentes régions l'épiderme desquame en larges lambeaux assez épais. Les paupières supérieures sont renversées en ectropion.

26 janvier. — L'épiderme se soulève et tend à se détacher en beaucoup de points, surtout au tronc ; l'ectropion ne se produit plus que lorsque l'enfant pleure.

28 janvier. — L'épiderme a desquamé en larges lambeaux sur la plus grande partie du tronc, sur toute la face et sur une partie des cuisses. Sur les parties desquamées de la face, on voit de nouvelles squames, très fines et très minces, l'ectropion n'existe plus. Le feuillet altéré de l'épiderme persiste encore sur la plus grande partie des membres ; on ne saurait mieux faire pour donner une idée de son aspect, que de le comparer à une couche de collodion qui aurait été appliquée sur la surface de la peau et se serait craquelée en divers points.

Les doigts et les orteils sont fléchis et décolorés comme sur le cadavre.

Les pavillons des oreilles sont aplatis.

Les cheveux persistent après la desquamation.

On note au-dessus de l'ombilic, dans une région où la desquamation s'est produite il y a déjà plusieurs jours, une fissure transversale encore exulcérée ; l'épiderme est craquelé et fissuré au niveau du pli de flexion du poignet droit.

Nous ne pouvons laisser passer cette observation sans en souligner quelques passages qui nous paraissent très intéressants. On voit combien elle est, dans l'ensemble, analogue à celles que nous venons de lire et qui la précèdent, cependant des éléments nouveaux se surajoutent déjà, compliquent le tableau morbide et le rapprochent des formes que nous aurons à étudier plus loin. Dans cette observation nous notons l'ectropion à un degré très modéré rappelant ce que l'on constate dans le kératome diffus malin congénital, mais ici l'ectropion disparaît quand la desquamation a pris fin. Nous constatons l'impossibilité d'étendre complètement les membres, phénomène à rapprocher de l'ectropion et que nous retrouverons dans certaines variétés de desquamations persistantes para-ichthyosiques. Nous lisons que l'épiderme était particulièrement tendu au niveau des extrémités digitales, qui étaient décolorées et rappelaient l'aspect du doigt mort. Or nous savons que certaines kératodermies des extrémités, la maladie de Méléda en particulier, s'accompagnent de transformations analogues. Enfin nous trouvons ici l'existence de fissures et de rhagades comme les produisent les ichthyoses congénitales, les kératodermies.

Cependant l'amélioration rapide des lésions ne permet pas que l'on soustraye cet état aux desquamations temporaires des nouveau-nés pour le ranger dans les ichthyoses vraies. Quant à la rougeur des téguments, elle ne nous paraît pas constituer dans ce cas un phénomène suffisamment persistant pour qu'on puisse l'assimiler aux érythrodermies exfoliantes, congénitales, ichthyosiformes de Brocq dont nous parlerons plus loin. Tout au plus peut-il servir de fait de passage entre ces deux maladies, au même titre que les fissures et le kératome des doigts le rapprochent soit du kératome malin diffus congénital, soit de la maladie de Méléda.

Faits de passage entre la desquamation lamelleuse et le kératome malin diffus. — L'aperçu rapide de l'état de nos connaissances sur les exfoliations physiologiques nous a permis de voir que les mêmes types de transition existent entre les desquamations lamelleuses des nouveau-nés qui se produisent rapidement après la naissance et qui se font par minces squames ou lamelles adhérentes, et les desquamations lamelleuses du type Grass Torök. Les observations nous ont fait pressentir encore qu'il n'y a qu'une question de degré entre cette dernière variété et la forme rapportée par MM. Hallopeau et Watelet. Ici un phénomène nouveau apparaît, c'est une variété très particulière d'hypotrophie des extrémités avec apparences sclérodermiques concomitantes. Or, comme nous le disions plus haut, ces apparences hypotrophiques et sclérodermiques se retrouvent dans un certain nombre de cas de la maladie de Méléda ou akrokératome héréditaire circonscrit.

Ces mêmes phénomènes de rétraction tégumentaire, de pseudo-sclérodermie, d'ectropion, de kératodermie généralisée, existent au maximum dans des états qui ont reçu le nom d'ichthyose fœtale. Aussi n'y a-t-il rien d'étonnant que l'on ait voulu regarder le fait de MM. Hallopeau Watelet comme une forme atténuée de cette maladie.

Le cas de Sherwell (1) est un exemple bien net de ces faits de transition. L'enfant naquit couvert d'une sorte de coque sébacée extrêmement adhérente qui se fendit et desquama très *lentement*. Il y avait çà et là des *fissures aux plis* articulaires, l'ectropion existait bien qu'il fut modéré. *Les ongles* étaient altérés. Cet aspect rappelait donc de près celui du kératome diffus malin, congénital. Or la maladie évolua, trois mois après une *amélioration très accentuée* s'était produite. Cette terminaison favorable ainsi que l'évolution de la couche cornée écartent l'idée d'ichthyose fœtale.

Nous pourrions en dire autant du cas de Southworth (2) qui fut suivi de mort, mais où l'examen histologique démontra l'existence de sébacées et de follicules pileux normaux contrairement à ce qui se produit dans l'ichthyose fœtale.

Extension exagérée du terme ichthyose. — Par une exten-

---

(1) SHERWELL, Ichthyose congénitale (fœtus arlequin), *Journal of cutan. and genito-urin. diseases*, septembre 1894, p. 385.

(2) MANNING et THOMAS SOUTHWORTH. Cas d'ichthyose congénitale. *Archiv. of pedial.*, octobre 1894.

sion regrettable du terme ichthyose on a donc qualifié de cette appellation une foule de lésions qui ont avec les ichthyoses des ressemblances dues à leur apparence objective d'hyperkératose plus ou moins généralisée, à leur évolution pour ainsi dire indéfinie, à leur apparition dès la naissance ou peu de temps après, mais qui en diffèrent profondément quand on étudie de plus près leur constitution élémentaire, leur siège, les phénomènes qui leur sont associés. On se trouve alors en présence de trois ordres de maladies très différentes les unes des autres : *a*) les *ichthyoses fœtales* proprement dites ou *kératome malin diffus congénital*; *b*) les *ichthyoses vraies* développées au cours de la première enfance ; *c*) des *états ichthyosiformes* que Vidal le premier a séparés des groupes précédents et des dermatoses qu'ils peuvent simuler, auxquels il a donné le nom générique d'hyperépidermotrophie et qui ont été étudiés de nouveau par Brocq, qui a démontré leur complète indépendance des groupes avec lesquels on les confondait autrefois.

Il paraît évident lorsqu'on analyse les observations disparates publiées sous le nom d'ichthyose avec ou sans qualificatif de variété, que la plus grande confusion règne dans cette classe de maladies. Nous allons essayer d'en donner la preuve et de trouver quelque fil directeur dans cet amas d'observations dissemblables. Nous laisserons de côté l'ichthyose vulgaire pour en faire seulement le diagnostic.

§ 3. — Ichthyose fœtale.

L'ichthyose fœtale se caractérise essentiellement par l'existence sur la peau de l'enfant au moment de la naissance, d'un enduit sébacé desséché découpé par de nombreuses fissures en une série de champs cornés dont la couche hyperkératosée peut atteindre 5 à 10 millimètres d'épaisseur. Les transformations sont particulièrement intenses au visage. Voici la description qu'en donne M. Thibierge (1) : « La bouche est arrondie, largement ouverte ; les lèvres sont sillonnées de fissures profondes, forment des rayons divergents et des cercles concentriques ; la langue forme une sorte de gros moignon rouge. La saillie du nez est remplacée par deux orifices, ou mieux deux dépressions comblées par l'épiderme qui borne ces orifices et forme une sorte de membrane blanche, résistante et épaisse. Les joues sont sillonnées de dépressions et de fissures. A la place des yeux on voit deux gros bourgeons rouges, mollasses, d'apparence charnue, constitués par la hernie de la conjonctive à travers les paupières en ectropion, bridées par le raccourcissement de leur couche cutanée ; en écartant ces deux bourgeons on trouve au-dessous d'eux le bulbe oculaire normal, sans rougeur ; les cils et les sourcils sont rares ou absents. Le pavillon de l'oreille n'est plus représenté que par une saillie plate, allongée verticalement collée contre la paroi cranienne, cintrée par une dépression analogue à celle qui représente les orifices narinaires.

« Le cuir chevelu est parcouru par des fissures antéro-postérieures, profondes, uniques ou multiples, parfois étendues de l'arcade orbitaire à l'occipital. Les cheveux sont fins et soyeux, le plus souvent ils restent inclus dans les couches épidermiques.

« Le cou est large et court, sillonné de fissures perpendiculaires à son axe. Le tronc présente des sillons et des fissures irrégulièrement disposés. Les organes génitaux sont le plus souvent rudimentaires, le prépuce fait défaut.

« Les membres sont comme œdémateux, immobilisés par l'épaisseur de l'épiderme, quelquefois parcourus par des sillons verticaux, le plus souvent traversés par des sillons circulaires, surtout au niveau des articulations. Aux aisselles ou voit de

---

(1) THIBIERGE, T. II, article Ichthyose. *La Pratique Dermatologique.*

petites plaques séparées par des sillons peu profonds. Les extrémités des membres sont quelquefois bien conformées, n'offrant que des craquelures au niveau des articulations des phalanges, d'autres fois les doigts sont comme soudés les uns aux autres, défigurés, ressemblant à des griffes, ou à peine formés, voire même complètement absents. »

M. Thibierge admet l'existence de degrés très atténués qui permettent la survie des enfants. Il fait rentrer dans ces formes légères le cas de Halloppeau et Watelet que nous avons signalé plus haut. Ce même fait, rapproché par M. Brocq des hyperépidermotrophies, peut servir à prouver combien il est difficile d'établir des limites entre ces diverses affections.

Cependant nous croyons, qu'en thèse générale, les érythrodermies congénitales ichthyosiformes sont si profondément différentes des exfoliations lamelleuses des nouveau-nés et du kératome malin diffus congénital que nous n'avons pas rapproché leur description dans l'intention de les identifier, mais bien plutôt de les mettre en relief et en contraste par la comparaison de leurs caractères généraux.

Il y a bien entre ces dermatoses des points, même des surfaces de contact, mais il y a surtout des caractères d'opposition, et nous les séparons délibérément pour rapprocher la maladie de Vidal-Brocq, comme nous l'avons déjà dit, d'ailleurs, des lésions compliquées où s'associent à la fois, les altérations du tégument général, de la paume et de la plante, des plis et les altérations des phanères, comme dans l'observation 18.

Les faits de passage sont certainement aussi nombreux et aussi probants en un sens qu'en l'autre.

§ 4. — Erythrodermies congénitales ichthyosiformes avec hyperépidermotrophie.

A. Compliquées de bulles. — B. Sans complication de bulles.

Nous ne pouvons mieux faire que reprendre cette division, qui est celle de M. Brocq (1), et de ranger dans ces classes quelques faits nouveaux que nous avons pu relever dans la littérature sous des épithètes diverses. Beaucoup de ces faits sont intéressants par les associations symptomatiques qu'ils présentent. On peut en effet, en les analysant, y trouver réunies toutes les altérations que nous avons dit exister dans les formes complexes de kératodermies congénitales des extrémités : le kératome palmaire et plantaire, l'hyperhydrose, les lésions des plis articulaires, les apparences de la sclérodermie des extrémités, les dilatations des orifices sébacés, les lésions des ongles, l'alopécie congénitale ; mais on peut, dans le même groupe de faits, rencontrer des cas où les lésions palmaires et plantaires sont complètement absentes, et ce second ordre de symptômes nous a paru justifier une subdivision des deux formes principales de l'érythrodermie congénitale ichthyosiforme avec ou sans bulles en deux formes secondaires, suivant qu'elles s'accompagnent ou non de lésions palmaires et plantaires, ces lésions étant elles-mêmes de nature diverse.

A. — Erythrodermie congénitale ichthyosiforme avec hyperépidermotrophie sans complication de bulles

1° Avec lésions palmaires et plantaires. — Le premier cas

(1) *Annales de dermatologie et de syphiligraphie*, janvier 1902.

que nous choisirons pour établir l'existence de ce type morbide est celui de Vidal. L'observation *princeps* a malheureusement été égarée, comme le dit plus loin M. Brocq.

Obs. 27. — BESNIER. *Annales de Dermatologie.*
Érythrodermie congénitale ichthyosiforme avec hyperépidermotrophie sans complication de bulles.

Observation d'E. Vidal ; malade observé par L. Brocq de septembre 1881 à janvier 1882. — Malade présenté par E. Vidal le 22 avril 1882 à la *Société de biologie*, sous l'étiquette : Pityriasis pilaire de Devergie : de l'hyperépidermotrophie généralisée — moulage n° 1334 du musée Baretta à l'hôpital Saint-Louis (1).

L'enfant que je présente à la Société est âgé de 10 ans et demi et atteint d'une affection de la peau, rarement observée et que Devergie a distinguée, le premier, sous le nom de *pityriasis pilaris* avec psoriasis palmaire et plantaire. L'anatomie pathologique de cette maladie n'est pas encore faite, ses causes sont inconnues ; aussi a-t-elle été confondue pendant longtemps avec le psoriasis, avec l'ichthyose et le *pityriasis rubra*. Les dermatologues qui l'ont le mieux étudiée lui ont donné différents noms, dont aucun ne répond complètement à sa symptomatologie. Pour Duhring et les Américains, c'est la *keratosis pilaris*. Pour M. Besnier, c'est le *pityriasis rubra pilaris*. Notre savant collègue, M. Hillairet, tenant compte d'un des symptômes saillants de l'affection, de la séborrhée, lui donne le nom de *pityriasis pilo-sébacé*. Jusqu'à meilleure dénomination, je propose celle d'*hyperépidermotrophie généralisée*.

Tous les éléments de l'épiderme sont en prolifération excessive : desquamation active de l'épiderme corné, pouvant en imposer pour une ichthyose, mais s'en distinguant par la saillie des papilles, même dans les plis de flexion, et par la desquamation en larges lamelles de l'épiderme de la paume des mains et de la plante des pieds, activité exagérée de la sécrétion sébacée, et séborrhée sèche, abondante, dont les produits couvrent la face et le cuir chevelu d'une couche épaisse d'amas épidermiques mélangés de matière grasse ; accroissement insolite des cheveux, des poils et des ongles dont la pousse est presque deux fois plus rapide qu'à l'état normal. J'insiste sur cette vitalité exagérée des poils et des ongles qui, je crois, n'a pas encore été signalée, et dont il n'est pas fait mention dans la thèse de M. Alfred Richaud (*Étude sur le pityriasis pilaris*, Thèse de Paris, 1877).

Le jeune malade, Louis H..., est entré, le 21 septembre 1881, à l'hô-

(1) Voir *Annales de Dermatologie*, 1899, p. 406 : observation XX du mémoire de M. le docteur E. BESNIER sur le Pityriasis rubra pilaire.

pital Saint-Louis, dans le service de M. Vidal, remplacé momentanément par M. Hillairet.

Le père est rhumatisant. Jusqu'au mois de décembre 1878, époque à laquelle débute l'affection cutanée, la santé générale du petit malade était bonne et la peau d'apparence parfaitement normale.

La desquamation pityriasique au niveau des sourcils fut le premier symptôme. Elle s'étendit bientôt sur d'autres régions et ne fut pas modifiée par une rougeole contractée en 1879.

Les coudes, les genoux, les cous-de-pied, puis la paume des mains et la plante des pieds furent graduellement envahis. Depuis deux ans l'extension s'est faite au cuir chevelu.

Les cheveux, très abondants et d'une crue très active, obligeant à les faire couper souvent, sont assez secs ; leur base est engainée par une couche épaisse d'amas de cellules épidermiques mélangées de sébum. La masse, qui a près de 1 centimètre d'épaisseur, est d'une couleur blanc jaunâtre et a la consistance pâteuse de la séborrhée concrète. Le front, les oreilles, sont couverts d'une couche identique qui remplit les conduits auditifs et une partie de la conque de l'oreille, et a déterminé de la dysacousie.

Sur le cou, particulièrement à la nuque, les lignes de papilles sont rouges et forment des saillies recouvertes d'une desquamation épidermique abondante et sèche donnant au toucher une sensation de râpe. On retrouve ces mêmes saillies papillaires rougeâtres sur plusieurs régions. Elles sont très marquées sur les bras, et on les constate très apparentes sur les plis des coudes et sur les creux axillaires. Sur les avant-bras et sur les poignets, on voit une couche épaisse d'épiderme stratifiée et rugueuse, s'étendant sur les mains et sur les doigts. Autour des poils il y a comme des saillies épidermiques brunâtres. En y regardant de près, on voit que la plaque épidermique est percée de trous pour le passage des poils. La paume des mains et la plante des pieds sont rouges, sèches, luisantes, comme vernissées, et l'épiderme s'y exfolie par larges lamelles très minces.

La lésion est étendue à toute la surface cutanée, elle est absolument généralisée.

Le système pileux est plus abondant qu'à l'état normal ; tout le corps est couvert d'un duvet plus fort et plus long que chez les enfants de cet âge. On trouve ces poils sur le ventre, la poitrine, le dos, les mains, les doigts et même sur le pli du coude.

Les ongles sont un peu aplatis sur les côtés, arrondis, un peu moins au niveau de la lunule, qui est très apparente. Ils poussent très rapidement, et une marque tracée au nitrate d'argent au niveau de la racine est arrivée, en trois mois, très près de l'extrémité libre.

Les ganglions axillaires et inguinaux sont un peu plus gros qu'à l'état normal.

Sauf un peu d'amaigrissement, l'état général est très bon.

M. Brocq ajoute : l'observation précédente est très incomplète et même erronée sur certains points. Ce n'est là que la communication faite par le regretté E. Vidal à la Société de biologie, et nullement le document original que nous avions recueilli sur le malade ; ce document a été égaré.

Ce que nous pouvons affirmer d'après nos souvenirs très précis sur ce point c'est que le petit malade, venu à Paris d'Amérique et laissé seul à l'hôpital Saint-Louis sans ses parents, ne nous a jamais donné que des renseignements extrêmement vagues et incomplets sur le mode et l'époque de début de son affection cutanée. Il n'y a qu'à se reporter à la note ci-dessus pour voir que cette affection cutanée a commencé beaucoup plus tôt que ce n'est dit ; en effet, le cuir chevelu, d'après l'enfant, était aussi malade qu'il l'était lors de son entrée depuis au moins deux ans ; or ce n'était pas une des localisations du début — et d'autre part l'affection, toujours d'après la note ci-dessus, n'aurait commencé que deux ans avant l'entrée à l'hôpital Saint-Louis. Il y a là une erreur évidente. Il nous est toujours resté dans l'esprit que l'affection était devenue très apparente peu après la naissance, et que les détails donnés par l'enfant au point de vue du cuir chevelu, des sourcils, des coudes et des genoux, n'avaient trait qu'à une exagération notable des lésions en ces points.

Un autre caractère des plus nets de cette affection, qui ne se trouve pas relevé dans la note précédente, c'est la *rougeur des téguments*, rougeur des plus notables, surtout au cou, aux plis articulaires, sur le tronc, vers la ceinture. Le petit malade était rouge, complètement rouge, d'une rougeur rosée sur laquelle on aurait jeté des amas de farine blanche.

Tout ce que l'on tenta chez lui, au point de vue général comme au point de vue local, pour modifier l'éruption, échoua complètement. Comme il est dit dans la note ci-dessus, *elle était parfaitement généralisée* : il n'y avait pas la moindre parcelle de peau saine, et elle resta telle pendant tout le temps que l'enfant demeura à l'hôpital sans que la santé générale parût le moindrement intéressée.

Voici maintenant la description que nous pouvons faire de l'affection du malade d'E. Vidal d'après le moulage de Baretta déposé au musée de l'hôpital Saint-Louis sous les n°s 1334, 1335, 1387.

Le moulage n° 1334 représente le pied gauche du malade. Il a été exécuté en 1888. Il comprend le pied et la partie inférieure de la jambe. On doit distinguer dans ce moulage deux parties bien distinctes : l'une, comprenant toute la face interne du pied, est couverte de larges lames épithéliales soulevées, comme si de gigantesques bulles s'y étaient développées, que l'épiderme ait éclaté à leur niveau et se soit ensuite aplati en lames irrégulières, plissées et ridées, accolées à la surface de la peau. Le reste de l'épiderme est parcouru de lignes parallèles formant autant de crêtes hyperkératosées, portant à leur sommet une squame blanche, et le sommet de la crête étant lui-même divisé par des encoches secondaires de profondeur variable. Toutes ces lignes sont assez régulièrement ordonnées parallèlement aux plis de flexion de la peau. Çà et là on voit de grands poils émerger des lames hyperkératosées ou de leurs intervalles. Toute la surface malade est légèrement érythémateuse. Elle est limitée par une bordure nette du côté de la plante du pied, dont on ne peut juger aisément l'état sur le moulage, si ce n'est qu'elle y paraît lisse, d'une couleur cireuse, épaissie en masse dans sa couche cornée comme on en peut juger à la façon dont se forment quelques plis dans son voisinage. La partie de l'ongle du gros orteil qui est visible sur ce moulage paraît aplatie et déformée.

Le moulage n° 1335 représente l'épaule, la région pectorale et le cou du côté droit. On y reconnaît aisément la teinte érythrodermique du fond sur lequel reposent les lésions. La disposition des saillies cornées y est remarquable par la régularité très grande de leur distribution et de leurs dimensions moyennes.

Elles ne paraissent pas correspondre à un orifice pilaire, comme le pourrait faire croire la régularité de leur distribution. L'aspect général de ces régions est celui d'une peau chagrinée dont chaque grain serait très fortement saillant et très nettement séparé du grain voisin. Entre ces grains volumineux, saillants et hyperkératosés, il en existe d'autres plus petits à peine saillants de la dimension d'une pointe d'épingle. L'ensemble de ces grains dessine des lignes assez régulièrement parallèles les uns aux autres et qui paraissent répondre à des systèmes de lignes prédéterminés.

La face fait l'objet du moulage n° 1387, pas un de ses points n'est indemne de ces formations cornées superficielles. Elle en est tapissée dans toute son étendue. Une seule région, qui est moins fortement hyperkératosée est fortement congestive : c'est la joue dans son ensemble. En ce point l'hyperkératose paraît plus superficielle et plus étalée en nappe, mais il faut sans doute mettre cette apparence sur le compte des frottements réitérés à ce niveau. Quant au reste de la face, il est couvert de points serrés d'hyperkératose absolument analogues à ceux que nous avons décrits au niveau du cou. Les sourcils, le nez, les oreilles en sont particulièrement affectés. La conque de l'oreille paraît même recouverte d'une véritable carapace plâtreuse épaisse, d'apparence assez lisse.

Cette affection ne ressemble en rien à l'*ichthyose* : les paumes et les plantes sont prises ainsi que le visage. Les plis ne sont pas respectés davantage, les cheveux sont abondants et croissent avec rapidité au lieu d'être rares et grêles comme il arrive le plus souvent dans les ichthyoses d'intensité aussi considérable. La rougeur de la peau est étrangère à l'ichthyose.

Quant au *pityriasis rubra pilaire*, il n'est pas généralisé, au début du moins, comme l'éruption du malade de Vidal, il prend plus nettement les orifices pilaires, il s'accompagne, quand il se généralise, de lésions plus accentuées des ongles, il n'a pas l'uniformité que l'on trouve dans ce cas. Il faut reconnaître cependant que, si d'autres observations similaires n'étaient pas venues permettre la création d'un type nouveau ; le malade de Vidal aurait pu ne pas suffire à lui seul à l'établissement de ce type.

Obs. 28. — A. Sangster. Un cas d'exfoliation congénitale de la peau (*Keratolysis exfoliativa*). *The British Journal of Dermatology*, Bd VII, février 1895 ; *Monatshefte für Prak. Dermat.*, 1895, t. I, p. 355.

Femme de 25 ans, quelque peu stupide, ne pouvant rien dire de sa maladie. Son père raconte que sa femme et lui sont sains, qu'ils ont eu 10 enfants dont 5 vivent encore. Ni syphilis ni aucune affection comparable à celle de la patiente dans les antécédents et les collatéraux. On remarqua l'affection dès la troisième semaine de la vie. Le front desquamait alors. A la fin de la troisième année l'affection s'était étendue à tout le corps et depuis lors elle est demeurée stationnaire.

La patiente se plaint de ne pouvoir dormir à cause des démangeaisons, beaucoup plus intenses pendant les temps chauds. Elle souffre d'une constipation opiniâtre. Il se produit de temps en temps des sortes d'exacerbations au cours desquelles la desquamation est plus abondante, on peut alors recueillir le matin dans son lit des squames plein la main. *Jamais il n'y a eu de bulles.* L'hyperhydrose se produit abondamment pendant le temps chaud, mais elle est perpétuelle aux paumes et aux plantes.

L'état général est bon.

La peau est d'apparence pigmentée. Presque toute la surface est partagée en champs rectangulaires, dont une partie sont recouverts d'une peau épaisse, rugueuse, comme sonore au toucher ; une autre partie ayant un épiderme comme mort, gercé et analogue à du parchemin. Celui-ci se laisse soulever en lamelles sans que le patient en éprouve le moindre désagrément. La surface située sous les squames apparaît d'un gris blanc, est lisse, molle et plane. En quelques heures la surface dénudée devient hyperhémique et brillante, peu à peu la squame se réforme. La surface profonde de l'épiderme desquamé montre un fin réseau qui correspond au plissement normal de la peau, mais elle ne présente aucun prolongement comme c'est le cas dans l'ichthyose.

A côté de ces bandes de peau épaissie on voit des espaces où l'exfoliation se poursuit régulièrement. En ces points la peau n'est pas épaissie, elle semble brisée, dilacérée.

Les paumes et les plantes sont libres de toute exfoliation. L'épiderme y est épaissi et macéré par la sueur. Le dos, l'abdomen, le siège, la partie externe des cuisses sont pris au maximum. Le cuir chevelu et le gland subissent également la desquamation pityriasique.

Il y avait encore quelques croûtes qui couvraient, aux jambes, des ulcérations d'aspect ecthymateux, il y avait aussi des lésions de grattage. Urines normales.

Conclusions de l'auteur :

1° Il s'agit d'une malformation congénitale de la peau ;

2° Le processus morbide est essentiellement non inflammatoire et consiste surtout en une insuffisance du développement des couches épidermiques superficielles.

Deux autres points sont dignes d'attention dans cette observation : 1° l'existence de la surface hyperkératosée ordinaire que l'on rencontre dans les hyperépidermotrophies ; 2° l'existence d'une surface couverte d'épiderme parcheminé et fendillé se soulevant en squames et rappelant les desquamations ichthyosiques vraies ou celles de l'ichthyose fœtale.

Ce cas de Sangster peut donc être regardé comme réalisant un type intermédiaire à la kératodermie hyperépidermotrophique et à l'ichthyose fœtale atténuée.

Nielsen (1) a publié un cas très comparable au précédent chez une jeune fille née six semaines avant terme. Cet auteur fait remarquer que la peau desquamait constamment depuis la naissance, mais elle n'était pas de caractère ichthyosique. *La paume et la plante* étaient intéressées d'une façon constante avec exagération en hiver. L'*hyperhydrose* y était intense. La malade fut très améliorée par une scarlatine intercurrente. La sœur de la malade était atteinte d'ichthyose.

Dans ce cas de Nielsen il est très remarquable que l'auteur affirme que, malgré l'apparence, il ne s'agit pas d'ichthyose, c'est un des seuls auteurs qui aient fait semblable remarque.

(1) Lud Nielsen, Ichthyosis mit teilweiser atypischer Lokalisation und Sclerodactylie aus dem frühesten Kindesalter stammend. *Dänische dermatologische Gesellschaft*, 4 janvier 1899. *Dermatologische Zeitschrift*, p. 241, 1899.

Les cas de M. Thibierge (1) paraissent des plus caractéristiques. M. Brocq s'en est servi pour fonder l'entité morbide nouvelle des érythrodermies congénitales ichthyosiformes sans formations bulleuses.

Obs. 29. — Première observation de M. Thibierge.

Garçon de 18 ans, originaire du département de l'Oise, d'une taille moyenne, dont le tégument, à son entrée, était le siège de lésions considérables : sur le tronc, on voyait des squames, séparées, principalement à la partie inférieure de l'abdomen, en losanges rappelant l'aspect de la peau de crocodile ; le dos était recouvert d'une carapace de squames atteignant plus d'un millimètre d'épaisseur, en partie détachées et faciles à enlever avec l'ongle ; sur la portion du thorax située au-devant des aisselles, dans le creux des aisselles, dans le pli des coudes, sur le sommet des genoux et dans les creux proplités, on voyait des productions cornées, acuminées, de 2 à 3 millimètres de large, de coloration gris noirâtre, disposées en traînées linéaires, et se détachant assez facilement. Les membres, sur tout le reste de leur étendue, étaient recouverts de squames de largeur, de forme et d'épaisseur variables. Les paumes des mains étaient le siège d'un épaississement considérable de l'épiderme, présentant l'aspect de la kératodermie des extrémités. Le visage était également recouvert de squames, la plupart minces, soulevées par leurs bords. Ces diverses lésions cutanées sont aujourd'hui atténuées et l'examen du malade ne peut plus donner qu'une idée bien faible de l'aspect qu'il présentait il y a 2 mois.

« Vous remarquerez cependant, outre le reliquat, encore très apparent, des altérations cutanées que je viens de décrire, l'ectropion bilatéral, qui empêche le malade de clore les yeux d'une façon complète, même pendant le sommeil. Vous remarquerez aussi que ce malade, comme les ichthyosiques vulgaires, ne transpire pas du corps ou transpire très faiblement, même sous l'influence du bain de vapeur, mais que, contrairement aux ichthyosiques vulgaires, il transpire très notablement de la paume de la main.

« Pour compléter cette observation sommaire, j'ajouterai que le malade est d'une intelligence assez modeste, ainsi que pourrait déjà le faire présumer l'expression un peu niaise de son visage.

« Le sujet est né à 7 mois et demi ; dès sa naissance, on remarqua qu'il avait les téguments lisses et brillants sur toute leur étendue ; ses

____

(1) Georges Thibierge, Note sur les rapports de l'ichthyose fœtale et de l'ichthyose vulgaire, à propos de deux sujets atteints d'ichthyose fœtale et âgés l'un de dix-huit ans, l'autre de quinze ans. *Soc. Méd. des Hôpitaux de Paris*, 24 juin 1898.

paupières étaient « retournées » et laissaient voir dans leur intervalle la conjonctive herniée et rouge ; vers l'âge de 5 à 6 semaines, sa peau a pris l'aspect écailleux.

« Dans sa famille on ne connaît aucun cas d'ichthyose, son père n'a jamais eu d'affection cutanée, mais sa mère est atteinte de psoriasis. Elle a eu six grossesses : la première terminée par la naissance à terme d'un enfant mort qui n'avait qu'un membre inférieur et dont la tête était énorme ; les troisième et quatrième par la naissance à 7 mois d'enfants bien conformés, mais qui sont morts en bas âge ; la cinquième, par la naissance à terme d'un garçon bien portant âgé aujourd'hui de 32 ans.

La seconde observation de M. Thibierge reproduisant, comme il le dit lui-même, « trait pour trait » la première au point de vue des lésions cutanées, nous la rappelons seulement, en ajoutant que chez ce second malade les testicules étaient très petits.

M. Thibierge fait à propos de ces malades les remarques suivantes :

« On voit par cette description rapide combien ces deux sujets diffèrent profondément des ichthyosiques vulgaires : début précoce, ectropion par insuffisance du développement des téguments du visage, hyperkératose considérable au niveau des plis articulaires et de la paume des mains, qui ne présente pas la sécheresse si caractéristique de l'ichthyose.

« Ces caractères, qui suffisent à les distraire du cadre de l'ichthyose vulgaire, permettent aussi de les ranger dans l'ichthyose fœtale : qu'ils n'en représentent qu'un type atténué, cela n'est pas douteux ; mais il n'y a pas de raisons, quand on retrouve deux des caractères primordiaux de l'ichthyose fœtale, la constatation dès la naissance, les altérations considérables des téguments du visage déterminant l'ectropion, pour refuser de l'admettre ; on ne peut exiger toujours, avant de porter ce diagnostic, l'existence au degré le plus accentué de tous ses caractères.

« Aux caractères objectifs des lésions, il faut ajouter, en faveur de l'ichthyose fœtale, l'absence de tout antécédent ichthyosique dans la famille des sujets, et, pour le premier malade, la naissance antérieure d'un enfant monstrueux ; ces deux arguments ne sont certes pas absolus pour éliminer le diagnostic d'ichthyose vulgaire, mais ils sont bien plus en faveur de l'ichthyose fœtale.

« Pour ces diverses raisons, je crois qu'on peut conclure que :

« 1° L'ichthyose fœtale n'est pas incompatible avec une existence plus ou moins longue ;

« 2° Dans les cas où elle est assez atténuée pour permettre la survie, elle se traduit par un syndrome dermatologique qui permet de la distinguer cliniquement de l'ichthyose vulgaire.

« En terminant, je ferai remarquer que la syphilis paternelle est des plus probables pour un de nos malades, qui présente en outre une atrophie testiculaire très suspecte au point de vue de l'hérédo-syphilis ; et que, pour l'autre, la multitude des grossesses que sa mère n'a pu mener à terme et dont l'une s'est terminée par la naissance d'un enfant monstrueux, doivent également ment faire soupçonner l'hérédité syphilitique.

Nous savons déjà comment M. Brocq interprète ces faits, nous ne pouvons les interpréter que dans le même sens, nous en avons dit bien des raisons déjà, nous y reviendrons encore plus loin.

Combinaison de l'atrophie et de la sclérose aux lésions précédentes. — Dans les observations qui suivent, un élément nouveau s'ajoute à la kératodermie, c'est la *sclérodermie* ou *l'atrophie des extrémités*. Les auteurs dont nous allons citer les travaux n'ont peut-être pas suffisamment insisté sur cette variété particulière de sclérodermie, et nous nous demandons s'il s'agit bien de sclérodermie ou de ces phénomènes pseudo-sclérodermiques qui accompagnent fréquemment les hyperkératoses lisses chez des malades dont la peau semble insuffisante à contenir les parties molles qu'elle recouvre. Ces atrophies du tégument palmaire accompagnant la kératodermie et les lésions ichthyosiformes peuvent évoluer seules, pour leur propre compte, comme nous le prouve l'observation d'Audry, que nous avons citée précédemment.

Le cas de Max Joseph, dont voici le résumé, nous donnera le type de ces atrophies palmaires ; l'auteur ne parle pas de sclérodermie, mais de simple atrophie. Dans ce cas l'atrophie est accompagnée de kératodermie palmaire et plantaire, ce qui est un fait relativement rare.

Obs. 30. — M. Joseph. Ichthyose hystrix, *Berliner dermat. Gesellschaft*, 1ᵉʳ mars 1898. Analysé dans les *Annales de Derm.*, 1899, p. 158.

Jeune homme de 17 ans, affection généralisée à tout le corps. Il existait partout des lésions d'apparence verruqueuse ; le pli des coudes, la paume des mains et la plante des pieds sont atteints. Sur la paume des mains et la plante des pieds, on voit encore les modifications décrites sous le nom de kératome palmaire et plantaire. Joseph est convaincu qu'on ne saurait séparer cette affection de l'ichthyose. Il existe une atrophie très prononcée des mains, et Joseph croit qu'elle est le résultat de la compression par l'hyperkératose.

L'examen microscopique montrait un réseau de Malpighi atrophié et grêle avec amas considérable de masses cornées sus-jacent. Quant à la kératohyaline qui manquerait d'après Unna, dans l'ichthyose simple et hystrix, Joseph en constata l'existence dans son cas. Joseph croit, contrairement à Unna, qu'il existe une relation entre la kératohyaline et la kératinisation. Le réseau élastique était atrophié dans le tiers moyen et le tiers inférieur du chorion ; dans le tiers supérieur on n'en trouvait pas trace. Joseph pense qu il y a là un processus propre à l'ichthyose. Il y a dans le chorion un état inflammatoire modéré. Le pigment est apparent, non seulement dans la couche cylindrique, mais aussi dans le tiers supérieur du chorion, sous forme d'un grand nombre de cellules de tissu conjonctif ramifiées, revêtues d'une épaisse couche de pigment.

Dans le cas de Rona les phénomènes palmaires et plantaires ont été analysés plus minutieusement ; bien que nous en donnions plus loin le détail, nous croyons devoir en extraire les quelques lignes qui ont trait aux lésions palmaires.

« L'état des mains est remarquable. A partir du poignet la peau saine se sépare par une ligne bien tranchée de la peau de la pulpe du pouce qui est atrophiée, déprimée, parcheminée, très adhérente aux parties sous-jacentes. La peau des deux pouces ainsi que des deux doigts indicateurs, à partir de l'articulation métacarpienne, correspondant aux articulations, est enfoncée en forme d'anneau, parcheminée, blanc brillant, avec crevasses profondes, saignantes. La couche cornée se détache des cre-vasses en lamelles épaisses. »

Cette observation est instructive à beaucoup de points de vue, car l'*apparence atrophique* et sclérodermique de la paume se joint à un *parcheminement* de la peau et à l'*exfoliation* de lamelles épaisses au niveau des crevasses. On peut donc dire que *cette atrophie cache un kératome*, ou mieux que c'est le kératome qui prend le masque de l'atrophie. C'est d'ailleurs la conclusion de Rona, qui ajoute plus loin : « Il faut considérer la raideur, l'amincissement et l'atrophie du tégument des doigts et des parties terminales des pieds comme de l'atrophie par com-pression ; *ce sont les conséquences de l'hyperkératose.* »

Ceci nous fait penser que, dans plusieurs des cas que nous allons maintenant rapporter, l'atrophie et la sclérodermie appa-rentes ont fait oublier de noter la kératose lisse non exfoliante qui les accompagnait. Nous avons déjà fait remarquer, à propos des kératodermies palmaires et plantaires symétriques congé-nitales et héréditaires qu'il y avait un intérêt clinique à remarquer qu'il y a des kératoses rugueuses et des kératoses lisses, ces dernières paraissent avoir été plusieurs fois l'occasion d'erreurs d'interprétation.

OBS. 31. — RÓNA, Hochgradige Ichthyosis im Säuglingsalter. *Archiv f. Dermatologie u. Syphilis*, 1889, n° 3.

Róna, s'en référant au travail de Caspari, rapporte un cas d'ichthyose précoce, intéressant surtout en ce que le début de la maladie remonte aux premières semaines de la vie, qu'elle s'est développée d'une manière partielle et que son extension s'est faite sous les yeux de l'auteur. Ajoutons en outre que le premier enfant de la même famille devint malade, à un beaucoup plus haut degré, immédiatement après la naissance, et mourut misérablement d'ichthyose intense à l'âge de 4 mois.

Il s'agit d'un enfant de 11 mois. Le père serait bien portant et n'aurait jamais eu de maladies de la peau ; la mère, 24 ans, mariée depuis 4 ans, a eu en avril 1886 son premier enfant, un garçon. Elle remarqua chez cet enfant dans les premiers jours après sa naissance des taches rougeâtres, auxquelles elle n'attacha point d'importance. Ce n'est que quelques semaines après, les taches s'étant agrandies et la peau desquamant, qu'elle vint consulter un médecin. A la fin du deuxième mois, et malgré le traitement, la peau était partout brillante et en desquamation. Cet enfant succomba à l'âge de 4 mois, l'état de la peau s'était considérablement aggravé.

Le 8 septembre 1887, elle mit au monde une fille à terme, qui paraissait saine. Ce n'est qu'au troisième mois qu'elle aperçut à la face des taches rouge brun, brillantes, en furfuration. Au cinquième mois, il survint des plaques analogues plus considérables dans la région lombaire, sur les mains et sur les membres inférieurs. Diarrhée depuis 4 semaines.

État actuel. — Cette fille âgée de 11 mois, un peu retardée dans son développement, présente sur la peau des altérations symétriques, mais seulement en quelques points. Sur les deux joues, à la lèvre supérieure, au menton il existe des plaques circonscrites, brillantes, jaunes ou rouge jaunâtre, avec de très fines squames adhérentes. Quelques taches plus petites, bien circonscrites sur la tempe gauche et au-dessous des deux paupières inférieures.

Le cuir chevelu, le cou, le tronc (toute la face antérieure et en arrière jusqu'à la région lombaire), les membres supérieurs jusqu'aux mains sont indemnes. Sur les deux moitiés des lombes jusqu'à la ligne axillaire postérieure prolongée, on voit une plaque de teinte rouge jaunâtre s'étendant d'une manière symétrique, recouverte de lamelles cornées brillantes, fendillées. La peau est ici modérément infiltrée, on ne peut que difficilement la plisser et en plis plus grands que sur les parties saines. Au voisinage il existe des traces de grattage. Plaque également symétrique sur la région fessière de chaque côté, sur les tubérosités ischiatiques, sur la face postérieure des deux cuisses. Sur la face antérieure des cuisses plusieurs taches semblables, de la dimension d'une lentille à celle d'une pièce de 50 centimes. Les grosses plaques des jambes sont formées par la réunion de petites plaques ou compartiments semblables. C'est du tiers inférieur de la jambe jusqu'à l'articulation du pied que la maladie présente son caractère le plus typique. La peau est ici enfoncée par traînées, atrophiée, amincie, on ne peut pas la plisser, elle est très adhérente aux parties sous-jacentes, recouverte de lamelles cornées blanc sale ou livide, fendillées, transparentes, brillantes, assez épaisses, très dures. Outre les fissures de la couche cornée, il existe aussi de nombreuses rhagades profondes, saignantes. Traînées fendillées analogues sur la plante du pied droit, grande plaque au niveau des genoux ; sur la face antérieure des jambes les plaques ne sont pas encore confluentes.

Partout sur les parties malades des membres inférieurs la peau a une coloration plus foncée, elle est plus consistante, et se plisse plus difficilement. Çà et là les plaques ressemblent à une pomme cuite plus ou moins rouge jaune ou rouge brun, avec pelure brillante fendillée.

L'état des mains et des pieds est remarquable. A partir du poignet la peau saine se sépare par une ligne bien tranchée de la peau de la pulpe du pouce qui est atrophiée, déprimée, parcheminée, très adhérente aux parties sous-jacentes. La peau des deux pouces ainsi que des deux doigts indicateurs, à partir de l'articulation métacarpienne correspondant aux articulations, est enfoncée en forme d'anneau, parcheminée, blanc brillant, avec crevasses profondes, saignantes. La couche cornée se détache des crevasses en lamelles épaisses. Les doigts sont demi-fléchis : sur les autres doigts, ainsi que dans la paume des mains, taches brillantes, rouge jaune, de dimensions variables. La malade mange et boit bien, depuis plusieurs semaines sans diarrhée profuse. Comme traitement : bains et pommades indifférentes. Rôna a revu cette malade pour la dernière fois le 9 février, elle avait alors 18 mois. L'ichthyose avait fait des progrès considérables. Toute la face est jaune brillant, comme laquée, comme pétrifiée, rapetissée, recouverte de petites squames adhérentes. Sur toutes les régions du corps les plaques se sont étendues et il en est survenu de nouvelles. Les ongles des doigts sont épaissis, avec sillons longitudinaux, ils ont le même éclat que d'ordinaire. Prurit modéré au niveau de la région lombaire. Sur le front, il est survenu un eczéma humide qui s'est cicatrisé rapidement, à sa disparition il est survenu de l'ichthyose. Les parties restées saines ne présentent rien d'anormal. La peau est partout blanche, élastique, sans pityriasis.

Ce cas, à part son extrême rareté, ne présente rien qui soit en contradiction avec l'hypothèse d'une ichthyose ; par contre, l'existence de la même maladie chez le frère, les symptômes, la marche des lésions ne peuvent s'appliquer qu'à cette maladie.

Il faut considérer la raideur, l'amincissement et l'atrophie de la peau sur les doigts et les parties terminales des pieds comme de l'atrophie par compression ; ce sont des conséquences de l'hyperkératose qui, comme on peut le voir chez beaucoup d'adultes, même légèrement atteints, se développent surtout aux mains et aux pieds. Les dépressions en forme de bandelettes et des traînées existent dans les points où il y a peu de tissu graisseux, par exemple aux mains et aux pieds et aux articulations des pieds, ainsi que Lang et Behrend l'ont déjà signalé dans les cas qu'ils ont observés.

Avant de passer à l'analyse d'autres cas, faisons remarquer l'existence de l'*érythrodermie* qui précéda l'évolution des lésions. La *généralisation* de l'affection qui envahit la face est toujours précédée d'érythrodermie. *La peau paraît* partout, mais aux jambes en particulier *insuffisante* à recouvrir les parties sous-jacentes; ce phénomène a une grande importance, car il se reproduit pour ainsi dire dans chacun des cas de la maladie qui nous occupe et il est le plus souvent localisé au voisinage des grandes articulations où il cause l'apparition de fissures et de rhagades par éclatement de la peau atrophique distendue.

Dans le cas de Schourp (1) il y avait en même temps qu'une kératodermie palmaire et plantaire une atrophie considérable des mains qui étaient petites, rouges et raccourcies.|Les *plis* articulaires des membres étaient envahis par l'*hyperkératose*. Ce cas paraît donc superposable à ceux que nous étudions. Il est d'autant plus remarquable que *les lésions s'amendèrent progressivement* et qu'à sept ans le malade était guéri sauf à la paume et à la plante. Cette évolution n'est nullement une exception.

Après les observations que nous venons de lire le cas de MM. Hallopeau et Jeanselme nous semble plus évidemment se rapporter à ceux qui viennent d'être rappelés. Aussi n'hésitons-nous pas à le ranger parmi les érythrodermies congénitales ichthyosiformes sans bulles et dans la variété avec lésions palmaires. Nous ferons remarquer d'ailleurs qu'au moment où ce malade fut présenté à la Société de dermatologie, M. Brocq fit la réflexion suivante :

« M. Brocq. — Le sujet présenté par M. Hallopeau me rappelle très exactement plusieurs malades que j'ai déjà observés sans les considérer comme atteints d'ichthyose.

Ces malades, d'autre part, m'ont toujours rappelé l'affection que Vidal a présentée en 1888, à une des réunions du jeudi de l'hôpital Saint-Louis sous le nom d'*hyperépidermotrophie généralisée*; M. Besnier en présence du malade crut alors pouvoir rattacher ces lésions au *pityriasis rubra pilaris*. Je ne crois pas pour ma part qu'il s'agisse d'ichthyose. La rougeur diffuse, la

(1) Schourp. Ueber Ichthyosis hystrix. *Dermatolog. Centralbl.* Analysé dans *Dermatolog. Zeitschrift*, 1899, p. 339.

rétraction de la peau et d'autres phénomènes ne sont pas du type de l'ichthyose. Ce n'est pas non plus du *pityriasis rubra pilaris*. Je ne sais ce que c'est, mais je suis très convaincu qu'il s'agit là d'une affection spéciale non encore classée. »

Obs. 32. — Hallopeau et Jeanselme. Sur une ichthyose avec hypotrophie simulant une sclérodermie. *Société de dermatologie et syphiligraphie*, 1895 (Résumée).

Isabelle B..., 15 ans. Dans les premières années de la vie de l'enfant, sa peau était farineuse. Elle est atteinte d'une ichthyose généralisée d'intensité moyenne, les creux axillaires et poplités, les régions inguinales et les plis des coudes ne sont pas épargnés. — Ectroption par insuffisance de développement de la paupière. Au visage, exagération des plis cutanés, surtout dans les régions temporales, au voisinage des orifices. L'ouverture de la bouche est limitée par la résistance que lui opposent les téguments des joues.

Aux extrémités digitales, la peau est collée sur les os comme dans la sclérodermie, sur tout le dos de la main, et dans la plus grande partie de sa face palmaire, la peau semble insuffisamment développée pour se prêter normalement aux fonctions de ces parties, c'est ainsi que les dernières phalanges ne peuvent être maintenues dans l'extension complète, de même les quatre derniers doigts ne peuvent être complètement fléchis sur la paume de la main ; leurs extrémités en restent distantes d'environ 1 millimètre et demi ; les mouvements d'abduction et d'opposition du pouce ne s'exécutent aussi que très incomplètement. Les ongles sont striés en long et en travers et arqués en griffe. L'hypotrophie des mains est frappante, ses diamètres transversaux ne sont que de 10 centimètres au lieu de 12. Les oreilles sont aussi plus petites que normalement.

On note sur les joues un grand nombre de macules jaunâtres caractéristiques du lentigo et dans l'intérieur des conques auriculaires plusieurs saillies blanchâtres miliaires tout à fait semblables à celles qui ont été signalées par l'un de nous dans une dermatose bulleuse congénitale.

Les auteurs pensèrent d'abord à la sclérodermie compliquant l'ichthyose à cause de l'impossibilité de fermer les paupières, d'étendre et de fléchir complètement les doigts ; puis ils remarquèrent que l'affection s'expliquait mieux par un défaut de développement du tégument externe, accompagné d'ailleurs d'une insuffisance de développement du squelette. Ils concluent :

« 1° L'ichthyose peut s'accompagner d'un défaut de développement du derme qui simule la sclérodermie ; 2° il peut en résulter des troubles fonctionnels autres que l'impossibilité de clore complètement les paupières ; 3° les mouvements des doigts peuvent être également entravés ; 4° le derme est en pareil cas aminci et son élasticité est amoindrie ; 5° ces altérations cutanées coexistent avec un défaut de développement très prononcé des parties sous-jacentes et plus particulièrement du squelette des extrémités ainsi que des cartilages auriculaires ; la cause prochaine de ces altérations est selon toute vraisemblance un arrêt de développement du squelette et de la peau entraînant leur hypotrophie.

Cette observation serait plus caractéristique s'il y était fait mention de l'état du cuir chevelu, des poils, des cheveux et des secrétions. Les autres caractères ordinaires des érythrodermies ichthyosiformes congénitales y sont notés : *lésions des plis du visage*, des *régions palmaires et plantaires, lésions unguéales, insuffisance du développement cutané* se traduisant par la limitation du mouvement.

Nous voyons le tableau morbide se transformer un peu dans le cas de Giovannini par apparition des symptômes surajoutés du côté *des ongles* et *des poils*; de plus l'*hyperkératose* paraît à l'auteur avoir un début *périsudoripare ;* nous avons, à propos de kératodermies palmaires et plantaires, fait observer combien était importante la lésion des sudoripares dans un grand nombre de cas. Cette observation en est une nouvelle preuve. Nous voyons aussi *l'alopécie* accompagner les lésions épidermiques de la surface et nous sommes ramenés encore par là à une des observations que nous avons données (voir obs. personnelle n° 18).

Peu à peu s'éclaire le processus symptomatique auquel nous avons affaire, peu à peu apparaît l'entité morbide avec ses symptômes caractéristiques.

Obs. 33. — Giovannini. Ueber einen Fall von Ichthyosis mit Hypertrophie der Schweissedrüsen *Archiv für Derm. und Syphilis*, 27 Band, Heft 1, 1894; *Monatshefte f. prak. Derm.*, 1894, t. II, p. 567.

La malade est une jeune fille de 13 ans, normalement développée. Son affection remonte à la naissance. Dans l'étiologie, on relève que la mère allaitait un enfant pendant sa grossesse et qu'elle avait de *graves préoccupations.*

Les altérations cutanées dont est atteinte la patiente portent sur la couche cornée, le chorion, les ongles, les poils.

La couche cornée est épaissie comme dans l'ichthyose vulgaire. L'épaississement est maximum aux paumes et aux plantes. Ces dernières apparaissent semblables à des semelles de sabots et elles atteignent en quelques endroits, aux bords du talon par exemple, une épaisseur de 3 centimètres.

Suivant les points considérés, les lésions ont l'aspect d'ichthyose hystrix ou d'ichthyose serpentine. Le chorion montre des papules nombreuses de la grosseur d'un grain de millet, coniques ou hémisphériques, qui par leur aspect rappellent l'*ichthyose ansérine*, mais qui ne sont pas en rapport avec les orifices sébacéo-pilaires, mais avec les orifices des sudoripares. L'auteur les dénomme *Prominenzen der Schweissporen*. Ces élevures sont rosées quand la malade est au repos ; elles deviennent d'un rouge sombre ou d'un rouge bleuâtre quand elle se livre à des occupations pénibles. Les éminences prêtent à la peau un aspect chagriné.

Les ongles sont d'épaisseur variable, ils sont cependant tous plus épais que normalement, leur région matricielle apparaît d'une façon nette plus étroite et plus courte que normalement. La direction des ongles s'éloigne de la normale. L'axe de l'ongle est dévié tantôt en dehors, tantôt en dedans, quelques-uns se dirigent verticalement au lieu d'être parallèles au lit de l'ongle. Leur couleur varie du blanc jaunâtre au brun plus ou moins sombre.

L'alopécie presque complète de toute la surface des téguments fait un étonnant contraste avec l'hypertrophie de la couche cornée et des ongles.

L'anatomie pathologique a fait voir à l'auteur que les nodules formés par les glandes sudoripares se composent de tissu conjonctif qui enveloppe les orifices des voies excrétrices des sudoripares et qui les surplombe. On trouve dans l'épithélium des conduits sudoripares de nombreuses mitoses, tandis qu'elles sont presque aussi rares dans les pelotons qu'elles le sont normalement.

L'état des ongles est d'un intérêt spécial. Sur la coupe perpendiculaire de l'ongle, la substance unguéale paraît, en quelques endroits, n'être pas ordonnée en colonnes, mais partagée en couches nettes fines, plus ou moins incurvées dans le sens du lit de l'ongle et séparées les unes des autres par des espaces presque égaux. Sur les coupes longitudinales on voit de nombreux canaux traverser l'ongle en différents sens : ces canaux sont dus à l'écartement des diverses lames cornées. En outre, on remarque dans l'intérieur de l'ongle de nombreuses cavités, qui, comme les canaux, sont remplies d'une sorte de bouillie presque incolore.

En quelques points isolés, la substance compacte de l'ongle est semée de nombreuses granulations qui paraissent être des granulations pigmentaires, qui sans doute donnent à l'ongle sa coloration.

La bouillie incolore dont parle Giovannini était probablement analogue dans sa structure à la bouillie qui occupe les interstices de la couche cornée dans la maladie de Méléda. Il est regrettable que l'auteur ne nous donne pas sa composition.

Nous avons à dessein omis dans les pages précédentes de rapporter quelques observations, qui, bien que se rapportant à des formes de ce genre, nous ont paru trop incomplètes pour être utiles. Nous avons craint aussi de nous laisser entraîner par la tendance que l'on a naturellement à voir partout ce que l'on croit vrai, et nous espérons avoir été assez modéré pour rester en deçà de la réalité.

Nous devons rapporter encore une observation très importante qui ne saurait appartenir à un autre type morbide qu'aux hyperépidermotrophies de Vidal, aux érythrodermies congénitales ichthyosiformes de Brocq. Nous regrettons de n'avoir pu nous en procurer qu'une analyse. La voici :

Obs. 34 (G. Glawtsche). — Cas anormal d'ichthyose. *Comptes rendus de la Soc. de derm. et de vénéréologie* de Moscou, in *Zeilschrift f. Derm.*, 1899, p. 227.

Bien que *la peau du corps* soit envahie par le processus, qu'elle soit d'un gris de cendre, sèche, rugueuse, ce cas est remarquable : 1° par *l'envahissement des aisselles*, des *creux poplités*, des *plis* du coude, des *plis fessiers*, les efflorescences y forment des élevures nodulaires, disposées en séries qui divergent en rayonnant du centre des coudes, des aisselles et qui au cou forment des lignes parallèles. Le *visage desquame*.

Les *doigts* sont fléchis, *étranglés* au niveau des phalanges, le quatrième doigt de la main droite est enkylosé. La *peau de la paume* est fortement *tendue*.

Le processus de kératinisation est très accentué. L'auteur croit qu'il est en rapport avec la folliculite hyperkératosique périsudoripare.

Metscherski. — Présentation du même malade. Analysé in *Zeilschrift f. Dermal.*, 1899, p. 232.

Représente le malade de Glawtsche, fait remarquer que les élevures des *plis de flexion* reposent sur une *peau érythémateuse*. Cela lui paraît suffisant pour exclure l'ichthyose.

L'histologie lui montre l'épithélium épaissi en masse, en particulier la couche cornée qui est énorme. Les canaux excréteurs des sudoripares dans la couche cornée hyperkératinisée sont remplis de multiples assises de plaques cornées. Les papilles sont un peu épaissies, et les vaisseaux de la couche sous-papillaires sont un peu enveloppés d'infiltrat. L'auteur propose le nom « Hyperkeratosis striata erythematosa (Hebra).

Pospelow insiste sur ce que cette affection se différencie de l'ichthyose en ce qu'elle frappe précisément les points du tégument que n'atteint pas l'ichthyose, les aisselles, les coudes du côté de la flexion, les creux poplités, en ce qu'il y a histologiquement une maladie indubitable des glandes sudoripares, si nette que du siège de la corne on peut conclure à la présence d'une glande sudoripare.

Bien que le cas de M. Thibierge (1) s'éloigne par l'absence d'un caractère important du type de Vidal, il s'en rapproche à tant d'autres points de vue que nous ne pouvons pas ne pas le signaler. Il correspond au cas de Rona par la manière dont sont apparues et se sont développées les lésions. Un cas d'Elliot (2) a subi une évolution analogue, mais est resté plus localisé. Le cas de Thibierge s'éloigne de ceux de Vidal et Brocq par l'alopécie et par l'agénésie pilaire : est-ce là une raison de l'écarter comme semble le vouloir la dénomination d'hyperépidermotrophie proposée par Vidal et la constatation de la croissance exagérée des phanères dans les observations précédentes ? Nous ne le croyons pas. Les altérations des phanères sont, à notre avis, indépendantes dans une certaine mesure des lésions de la surface épidermique et nous avons démontré l'existence côte à côte des manifestations les plus diverses de ces variétés de lésions. Si l'on veut bien se rappeler notre observation de kératodermie palmaire et plantaire avec hyperkératose des plis de flexion et alopécie totale, on aura dans l'observation de M. Thibierge un fait analogue. D'autre part, nous trouverons dans l'observation de M. Thibierge un état palmaire et plantaire comparable de tous points à celui que nous avons dans le cas de Giovannini, et ces diverses observations s'engrènent si bien quand on les rapproche qu'on ne peut, pour ainsi dire, plus les séparer. Si par surcroît on lit avec attention l'observation de M. Thibierge, on n'ose plus douter que l'hypergénèse des poils et des cheveux soit déjà la preuve de l'anomalie des organes sébacés pilaires, au

(1) THIBIERGE. Cas extraordinaire d'ichthyose généralisée avec altérations des muqueuses buccale et nasale et des cornées. *Annales de dermatologie et de syphiligraphie*, 1892, p. 717.

(2) ELLIOT. Kératose sébacée associée à l'hypertrichose. *New York Med. J.*, 1885, p. 64.

même titre que l'alopécie congénitale. Dès lors, ce type nous semble s'affermir de plus en plus, et sans perdre rien de sa fixité de contours, il acquiert une signification plus générale et plus satisfaisante et une entité morbide se crée peu à peu bien en dehors du kératome malin diffus congénital, bien en dehors de l'ichthyose vulgaire.

Voici quelques passages de l'observation de M. Thibierge :

Obs. 35. — L'enfant est né avant terme, environ à 8 mois ; vers l'âge de 15 jours on a remarqué la présence sur le nez d'une tache grise peu épaisse, de la largeur d'une pièce de 20 centimes, qui s'est agrandie peu à peu ; vers l'âge de 6 mois, les joues ont été envahies, puis les mains et progressivement les lésions se sont étendues à toute la surface cutanée.

L'enfant n'a jamais eu de cheveux.

Le *visage* sur la plus grande partie de son étendue présente un état de sécheresse particulier du tégument, avec exagération de ses plis normaux. Le visage présente, en outre, une large plaque d'*hyperkératose* dont la surface présente des sillons profonds s'étendant jusqu'au niveau du tégument et qui, entrecroisés, rappellent l'aspect de la section d'une masse basaltique. Cette plaque forme un U dont l'ouverture encadre le centre de la face.

Sur le *crâne*, la surface est irrégulière, sèche et granuleuse ; on voit sur une grande partie de son étendue une sorte d'enduit grisâtre séborrhéique, mais sec et rude.

Sur le *cou*, le *tronc* exagération des plis, aspect granuleux de la peau.

Les *creux axillaires* sont occupés par des productions papilliformes longues de 2 à 3 millimètres ; les plis transversaux de flexion sont très accusés.

Sur la *partie postérieure du coude* le tégument à un aspect papillomateux. A la *partie antérieure* l'aspect est le même, surtout accentué au-dessus du pli du coude. Les productions papillomateuses sont disposées en groupes transversaux dont la direction correspond aux plis de flexion.

L'*avant-bras* a un aspect velvétique surtout exagéré au poignet.

Sur *le dos de la main* on trouve le même aspect velvétique, d'autant moins accentué qu'on se rapproche des doigts.

Les *ongles* sont lisses, mais ils ont l'aspect de moelle de jonc.

La *paume des mains* est sèche, présente peu de squames, mais offre un aspect criblé tout spécial, comme s'il s'y était creusé une foule de petites dépressions cupuliformes, semblables à celles que produirait une très mince tête d'épingle enfoncée dans de la cire.

Le *pelvis*, le scrotum sont recouverts de productions papillomateuses. Les *plis du scrotum* sont très accentués.

Au *creux poplité* l'épiderme est épaissi, les plis transversaux très exagérés. La *partie antérieure des genoux* est couverte de productions papilliformes. Les lésions rappellent à la cuisse, à la jambe et aux pieds les lésions du membre supérieur.

Il y avait de plus des *lésions des muqueuses* buccale, nasale et conjonctivale. »

Nous n'insisterons pas davantage, le rapprochement se fait de lui-même entre les cas que nous rapportons. Nous ajouterons seulement que, d'après le moulage déposé au musée de Saint-Louis. le petit malade, au visage au moins, était fortement érythrodermique.

Résumé symptomatologique. — Les quelques observations précédentes sont comparables les unes aux autres par la généralisation des lésions, l'envahissement des plis, la lésion kératodermique palmaire et plantaire, les lésions du visage et du cuir chevelu. Certaines d'entre elles sont incomplètes parce qu'elles n'ont pas attiré suffisamment l'attention des auteurs et que l'érythrodermie n'y est pas notée, que l'état du cuir chevelu, du visage est passé sous silence. Mais nous savons que l'érythrodermie, dont M. Brocq a pu constater l'existence dans tous les cas qu'il lui a été donné de voir, était restée inaperçue d'autres observateurs. Elle est cependant notée dans le cas de Rona, et Metcherski la regarde comme un phénomène suffisant à distraire son malade du nombre des ichthyosiques.

Nous notons encore parmi les phénomènes saillants des faits précédents, l'hyperhydrose et dans deux cas au moins, ceux de Giovannini et de M. Thibierge, cette hyperhydrose est liée à une anomalie dans le développement des sudoripares et chez le malade du premier de ces auteurs, comme chez le malade de Glawtsche, la kératodermie a pour siège d'origine le conduit excréteur de ces glandes. Nous trouvons donc ici la confirmation de l'influence prépondérante de la lésion des sudoripares dans l'évolution, peut-être dans la génèse, de certaines kératodermies. Cette lésion des sudoripares ne paraît pas agir seulement par l'intermédiaire de l'hyperhydrose, car nous trouvons des observations d'hyperhydrose congénitale localisée, telles que celles d'Ollivier et de Novello, où l'hypersécrétion glandulaire ne s'accompagne pas du phénomène de kératinisation exagérée ou anormale de la région sur laquelle elle se produit. Dans le cas de MM. Du Castel et Baudoin plus haut rapporté, la même hyperhydrose accompagnée d'érythrodermie évolue parallèlement à une exfoliation constante du tégument qui n'a, pour ainsi dire, pas le temps de s'épaissir.

Cette maladie des sudoripares est encore un des caractères qui éloignent les érythrodermies congénitales ichthyosiformes des ichthyoses vulgaires en même temps que du kératome malin diffus congénital et qui le rapprochent des lésions décrites dans la première partie de ce travail.

Le visage, avons-nous dit, est lésé d'une façon à peu près constante dans ces états, ses lésions sont d'intensité extrêmement variable : elles vont de la simple rougeur due aux dilatations du réseau capillaire de la peau, aux lésions d'hyperkératose les plus accentuées, en passant par l'état pityriasique, séborrhéique intense et par la production de squames d'épaisseur variable.

Les ongles, fréquemment malades, ne le sont pas autant que pourraient le faire supposer les modifications intenses et généralisées du reste du tégument ; ils ne tombent pas et présentent surtout des altérations de substance qui se traduisent par un état particulier de porosité et de friabilité.

Le cuir chevelu, constamment pris, est alopécique dans deux observations, celles de Giovannini et de M. Thibierge, qui peuvent par beaucoup de points être rapprochées à l'intensité près de notre observation de kératodermie palmaire, plantaire, compliquée de lésions des plis et d'alopécie congénitale totale.

L'atrophie palmaire se trouve indiquée comme un phénomène important du tableau morbide dans les cas de Joseph, de Rona, de Schourp, d'Hallopeau et Jeanselme, dans le cas de Glawtsche la peau de la paume est fortement tendue. Il y a lieu par conséquent de tenir compte de ce phénomène qui s'accorde d'ailleurs parfaitement avec le développement en surface insuffisant des grands plis articulaires et avec l'ectropion qui existent dans l'un des cas de M. Thibierge et dans celui de MM. Hallopeau et Jeanselme.

Il est possible que ces cas doivent être considérés, comme le veulent nombre d'auteurs, Joseph, Rona, Hallopeau et Jeanselme, comme une forme atténuée de l'ichthyose fœtale, mais rien ne vient démontrer que cette hypothèse soit vraie, et il semble même que le kératome malin diffus congénital soit essentiellement différent de ces variétés d'érythrodermies ichthyosiformes.

Il n'est nullement certain qu'il faille rapprocher l'ichthyose fœtale de la desquamation lamelleuse des nouveau-nés ou ichthyose sébacée de Hébra, et il n'est pas beaucoup plus évident que celle-ci ait, avec les érythrodermies congénitales ichthyosiformes, une parenté proche. Il semble préférable de considérer ces trois affections comme les termes différents d'une série d'états morbides de nature et d'origine comparables, mais d'évolution essentiellement dissemblable.

Le nom que propose M. Brocq pour ces lésions nouvelles a l'avantage de les bien définir et de les séparer de l'ichthyose fœtale et de l'ichthyose congénitale tout en leur reconnaissant des apparences ichthyoïdes.

2° Erythrodermies congénitales ichthyosiformes sans lésions palmaires. — M. Brocq dans sa monographie écrit p. 21 : « A peu près certainement le cas publié par Rasch sous le nom d'érythrodermia exfoliativa universalis congenita familiaris » appartient à la même catégorie d'érythrodermies congénitales ichthyosiformes.

La lecture de cette observation ne permet pas à notre avis d'en douter. Ce cas nous paraît même un des mieux caractérisés qui aient été publiés. On y trouve en effet l'apparition très précoce des lésions, l'érythrodermie généralisée, l'hyperépidermotrophie caractérisée par l'abondance des formations squameuses et par la rapidité de leur renouvellement, par l'abondante croissance des follets, par la desquamation du cuir chevelu et par l'éxagération des squames au niveau des plis des grandes articulations ; la rougeur cuivrée du visage y existe aussi, nous le verrons plus tard dans un cas dont nous publions l'observation détaillée.

Rasch fait avec beaucoup de raison remarquer que son cas est voisin de celui de Sangster que nous avons analysé plus haut.

Obs. 36. — Rasch. Erythrodermia exfoliativa universalis congenita familiaris. *Dermatologische Zeitschrift*, Bd VIII, H. 6 (Résumée).

Femme de 32 ans. Père bien portant. Mère morte à 64 ans de cardiopathie avec accidents pulmonaires. La malade est la troisième de 4 frères ou sœurs. Les deux aînés sont morts à 3 ans et demi et 9 ans, le premier de tuberculose pulmonaire, l'autre d'inflammation cérébrale. Le quatrième enfant est sain. Les deux premiers enfants souffraient de la même affection que notre malade. Chez tous trois la maladie semble s'être développée immédiatement après la naissance et elle paraît avoir eu le même caractère de rougeur et de desquamation de toute la peau, à l'exception de la paume des mains et de la plante des pieds.

L'affection est chez ma patiente apparue peu après la naissance et pendant 32 ans elle a revêtu les mêmes caractères de *rougeur* et de *desquamation*. Jamais il n'y a eu d'autres efflorescences, jamais de crises fébriles ou aiguës, jamais de chute des cheveux ou des ongles. Pendant la grande chaleur, quelque transpiration de la poitrine et du dos. Le désagrément principal était la *rougeur permanente du visage* et des mains et la chute de squames plus ou moins grandes qui chaque jour se détachaient en abondance. La malade éprouvait en été une sensation de malaise indéfinissable.

... Au *cuir chevelu* on remarque une exfoliation diffuse de petites squames d'un jaune blanc. Le *visage* enduit d'un mélange de vaseline et de glycérine paraît sans squames, il est d'une couleur singulière, qui va en des points divers du jaune rouge au rouge cuivre (couleur des Peaux-Rouges). La peau est d'épaisseur normale, les *orifices folliculaires* sont larges et ouverts sur le nez et les parties environnantes. Le *reste de la peau*, à l'exception de la paume des mains et de la plante des pieds et de la face de flexion des orteils et des doigts, est couvert de squames et a une coloration rouge sombre avec badigeonnage jaunâtre. Les squames tombent en abondance quand la malade se dévêtit. Ces squames sont dans le plus grand nombre des régions du corps papyracées, de couleur gris blanc et elles tombent en lames irrégulières de tailles différentes. Elles ont en général 2-3 centimètres de long sur 1-2 centimètres de large. Aux *coudes, aux genoux,* à la face supérieure des orteils on voit des amas plus épais de conglomérats de squames de forme irrégulière, tubéreux, friables, blanc gris ou jaunâtres, dont on peut séparer des parties plus ou moins grosses, sans difficulté. Les sillons normaux de la peau sont fortement accentués là où l'on enlève les squames. L'épaisseur de la peau paraît être normale, elle est légèrement plissée. Tous les ongles des doigts et des orteils sont déformés, fortement incurvés, parcourus de striations longitudinales, ils sont minces et de couleur naturelle. Les poils du pubis et de l'aisselle sont normaux. Les *follets* sont, sur la plus grande partie du corps, sur les bras en particulier développés extraordinairement. A la face dorsale des mains et sur la face de flexion des bras, en particulier aux articulations du coude, se trouvent de nombreuses élevures papuleuses, très serrées, gris brunâtre, de la grosseur d'une tête d'épingle à celle d'un pois. La rougeur et la desquamation s'arrêtent aux pieds, de 2 à 4 centimètres au-dessus du bord de la surface plantaire, par une bordure nette. Les muqueuses sont saines. Il n'y a nulle part d'adénite. Aucune transformation appréciable de la glande thyroïde...

L'auteur écarte ensuite le diagnostic de pityriasis rubra (Hebra) qui s'accompagne, outre la rougeur et la desquamation, de l'atrophie. de la rétraction de la peau avec flexion des membres et d'un état général mauvais. Il écarte aussi les dermatites chroniques rouges de Brocq et les affections secondaires de nature analogue.

En revanche il rapproche de son cas celui de Sangster.

Il fait remarquer cependant qu'il en diffère en ce que le malade de Sangster n'avait pas de rougeur permanente généralisée de la peau, qu'il ne subissait pas de recrudescences périodiques de desquamation, et qu'aucun autre enfant de la famille ne présentait dans le cas de Sangster d'affection semblable.

Sa conclusion clinique est qu'il s'agit sans doute d'une malformation congénitale de la peau, qui est vraisemblablement parente de l'ichthyose, une sorte d' « Ichthyosis rubra ».

L'histologie lui a donné les résultats suivants : épiderme étonnement mince, où il est impossible de reconnaître toutes les couches. Stratum germinativum normal, stratum filamentosum sans notables transformations. Stratum granulosum existe, mais il n'est ni abondant ni continu ; à sa place on trouve çà et là, très dispersés, des grains d'éléidine de forme et de grandeur variables. Stratum lucidum complètement absent, de sorte que le stratum corneum est appuyé immédiatement sur le stratum granulosum. La limite entre ces deux couches est nette. Dans les couches profondes du stratum corneum on trouve dans les cellules des noyaux longs, plats, presque linéaires, finement grenus. Ces noyaux peuvent former jusqu'à 7 et 8 couches superposées. Cette couche nucléée atteint par places jusqu'à la surface, en d'autres points la couche cornée superficielle est complètement anucléée. Les assises du stratum corneum sont unies très lâchement les unes aux autres ; on rencontre partout des lamelles courtes ou longues qui sont plus ou moins détachées de la couche sous-jacente. Parfois le stratum mucosum est presque nu, recouvert seulement de 2 ou 3 rangées de cellules cornées.

Derme. — Le corps papillaire est irrégulier, les papilles y sont basses et larges, ou très étroites, longues et pointues, parfois elles sont bi ou trifurquées, obliques. Dans le chorion, vaisseaux nombreux, à parois minces, pleins de sang ; autour d'eux nombreuses mastzellen. Peu de plasmazellen, aucune infiltration de cellules rondes. Dans la couche sous-papillaire, on voit, en quelques points isolés, de fins filaments rouge violet dans le tissu conjonctif : ils font penser à une transformation mucoïde de ce tissu. Tissu élastique normal. Glandes sudoripares normales. Pas de poils ni de glandes dans les coupes examinées.

Cette description histologique confirme la supposition que cette affection est une anomalie de kératinisation, une variété particulière de parakératose. Elle paraît analogue à l'ichthyose avec laquelle elle a le trait commun du passage sans intermédiaire de la couche de Malpighi à la couche cornée et l'état atrophique du corps papillaire.

La couleur rouge de la peau est due sans doute aux dilatations vasculaires et à la richesse en vaisseaux.

On ne peut rien dire sur l'origine de la maladie, si ce n'est qu'elle n'est aucunement une inflammation locale.

Il nous paraît non moins probable, d'après le court compte rendu que nous trouvons dans le *Monatshefte für praktische Dermatologie*, que le cas d'Alpar doit être rapporté à la même catégorie des lésions :

Obs. 37 (ALPAR). — Ein Fall von Exfoliatio epidermidis neonatorum. *Ungarische dermat. und urologische Gesellschaft* in Budapest. *Monatsh. f. prak. Derm.*, t. XXVII, 1898, p. 554.

Chez cet enfant, âgé de 3 mois, toute la peau, mais en particulier le *tronc* et le *côté d'extension des extrémités, est fortement rugueux*, couvert de lamelles de la grandeur de l'ongle, qui se laissent facilement enlever, et à la place desquelles la peau apparaît rouge et amincie. Les paumes et les plantes sont indemnes ; *le visage*, au voisinage des sourcils et autour de la bouche présente de fines squames, le cuir chevelu est couvert de croûtes séborrhéiques, les cheveux sont clairs. La mère de l'enfant raconte que la peau du nourrisson était déjà *fortement rouge dans les premiers jours* de la vie et qu'elle desquamait finement. L'état général de l'enfant et les fonctions digestives sont bons. La mère a eu 7 enfants, la peau de tous était en bon état. Dans ce cas le processus physiologique (vernix caseosa) est devenu pathologique par sa persistance pendant un mois, en même temps que se produisait une augmentation de l'excrétion des sébacées et une desquamation exagérée. Le processus actuel est à différencier de l'ichthyose sébacée ou congénitale en ce que celle-ci est plus grave.

Le cas de Neuburger, plus douteux, appartient cependant probablement à la même catégorie de faits.

Cet auteur le réclame pour les kératodermies des extrémités qui ont une origine héréditaire et s'il le dénomme « akrokeratoma hereditarium », Unna le regarde comme une ichthyose et nous allons le rapprocher des érythrodermies congénitales ichthyosiformes. Par certains côtés, il rappelle le cas de M. Thibierge que nous venons de citer : il a la muqueuse buccale malade et colorée en jaune ; l'auteur ne nous dit pas si elle manifeste de la tendance à l'hyperkératose ; la conjonctive présente la même apparence. Dans le cas de M. Thibierge, elle était fortement vascularisée. Unna se contente de dire que, par ses caractères généraux, par la symétrie, la sécheresse et la sensibilité diminuée, ce cas rappelle l'ichthyose, à la localisation près, nous croyons pouvoir ajouter, et aussi à l'état objectif près. Voici l'observation résumée.

Obs. 38. — M. Neuburger, Akrokeratoma hereditarium. *Monatshefte für praktische Dermatologie*, Bd XIII, n° 1, 1891.

Le patient, âgé de 66 ans, raconte que depuis son enfance il a une peau rugueuse aux mains et aux pieds. Il n'a jamais transpiré, même par les plus grandes chaleurs, sauf un peu dans les aisselles. Son père et son fils aîné sont atteints comme lui.

Etat actuel. — La peau de tout le corps a une couleur jaune brun, il en est de même des ongles. Les conjonctives et la muqueuse buccale sont jaunes. La peau est rugueuse et sèche, chagrinée. La rudesse est surtout accentuée au côté d'extension des extrémités. Dans la peau pigmentée on trouve serties des taches blanches plus ou moins rondes d'aspect cicatriciel. En outre il existe des nodules isolés de la grosseur d'une bulle à celle d'un pois, hémisphériques, qui sont dispersés à tout le corps. Ces nodules sont douloureux à la pression, ils ont une couleur violacée et sont de consistance élastique. En les piquant avec une aiguille et les comprimant il en sort une espèce de bouillie jaunâtre. Cette bouillie se compose de cellules épithéliales nucléées, anucléées, plates, polygonales, de détritus graisseux, de corpuscules du pus, de quelques cristaux de cholestérine.

La rugosité du côté d'extension des extrémités existe au dégré le plus marqué au dos de la main et du pied. Elle y donne une sensation de râpe. Les poils y sont rares et rudes comme des soies. Les subdivisions normales de la peau sont à peine indiquées, la peau y a l'aspect du chagrin, surtout au niveau des articulations des doigts. La peau du dos des mains est très épaissie, difficile à plisser. Les paumes montrent quelques durillons professionnels, mais rien de plus. Les ongles montrent une confusion de leurs couches et du lit de l'ongle à l'extrémité libre, ils ne sont striés, mais durs et lisses. La transition de la peau pathologique du dos des mains à la peau des paumes est progressive. Sur les parties latérales des doigts les formations pathologiques atteignent par place la paume.

Les transformations du dos du pied sont encore plus accentuées. Le tiers inférieur de la jambe montre la même transformation. Les plantes sont normales, sans durillons. Les cheveux sont courts et encroûtés.

Diminution de tous les modes de sensibilité dans les parties malades.

Aucune lésion viscérale.

L'urine est albumineuse.

Neuburger ne précise pas la nature des nodules qui couvrent le corps au point de vue histologique ; c'est une lacune regrettable, car on peut se demander s'il s'agit d'accidents inflammatoires surajoutés ou au contraire de lésions appartenant en propre au tableau morbide.

HISTOLOGIE. — Le derme est aminci. Il se compose de tissu conjonctif ferme, fort développé, pauvre en vaisseaux, pauvre en cellules, surtout dans les parties profondes. Les endothéliums sont bien conservés. Pas d'élargissement des vaisseaux, légers amas périvasculaires. Diminution de l'ensemble des faisceaux élastiques. Les glandes sudoripares sont très superficielles, souvent plus superficielles que les bulbes pilifères, leurs épithéliums sont çà et là dégénérés.

L'épiderme est épaissi en masse, il a 6 à 8 fois son épaisseur normale et c'est surtout sur la couche cornée que porte l'épaississement. Celle-ci a une coloration naturelle gris jaunâtre diffuse. Elle a une apparence très régulière fortement ondulée. En certains endroits la limite superficielle de l'épiderme est formée par une série de sphères cornées rangées côte à côte.

La couche épineuse est épaissie en masse, sauf au sommet des papilles qui ne sont revêtues que par 2-3 rangs cellulaires. Les prolongements interpapillaires sont aplatis.

La couche génératrice est bien nette et riche en pigment. On y voit de nombreuses mitoses. Le statum granuleux est partout bien développé en particulier au niveau des prolongements interpapillaires. Il se compose de 3 à 8 rangs de cellules. La couche épineuse possède çà et là des points où l'hyperplasie de son épithélium est remarquable.

L'auteur se demande ensuite de quelle affection il s'agit dans son cas.
Les transformations histologiques essentielles sont, dit-il : l'hyperplasie
de la totalité de l'épiderme, surtout de la couche cornée ; les transformations dermiques, en particulier l'allongement des papilles ; la sclérose
du tissu cellulaire sous-cutané, la disparition presque complète du tissu
adipeux.

L'auteur compare ensuite son cas à l'ichthyose et il l'en éloigne. Il
remarque qu'il n'y a pas de desquamation malgré la grande épaisseur de
la couche cornée, ce qui est en contradiction, croit-il, avec ce qui se pas-
serait en semblables cas dans l'ichthyose ; une ichthyose avec une couche
cornée aussi épaisse montrerait une desquamation proportionnelle. Il
croit que dans une ichthyose de ce degré les coudes, les genoux ne
seraient pas épargnés. Il n'y a pas dans l'ichthyose une aussi grande difficulté de plisser la peau, dans le cas de l'auteur cette adhérence rappelait la sclérodomie.

L'histologie montre une hypertrophie de toutes les couches épidermiques avec de nombreuses figures de mitose, tandis que dans l'ichthyose le reste est mince, peu succulent, presque atrophique. Le stratum
granulosum est plus développé qué dans l'ichthyose. Le derme est aminci
tandis qu'il est épaissi dans l ichthyose (Eichhorts Neumann). Il n'y a
aucune prolifération conjonctive ou papillaire. Il n'y a pas d'élargissement ou d'allongement sinueux des vaisseaux, pas de pigmentation du
derme, autant de faits qui se produisent dans l'ichthyose.

*L'auteur conclut que sa maladie est une affection particulière qui se
rapproche surtout du kératome palmaire et plantaire héréditaire* et il la
classe avec cette affection dans les kératinisitions diffuses de la peau (*zu
den diffusen Haulhörner*) d'où le nom d'akrokératome qu'il lui donne. Il
fait remarquer en terminant qu'il s'en différencie par la transition insensible vers les parties saines, par la sécheresse, par la perte de la sensibilité à la pression.

Des faits que nous venons d'étudier et de passer en revue il
résulte qu'il existe des dermatoses symétriques, congénitales
parfois héréditaires, souvent érythrodermiques : caractérisées
en outre par l'hyperépidermotrophie de la surface tégumentaire,
la prédominant au niveau des plis ; accompagnées presque toujours, mais non nécessairement, de kératodermie rugueuse ou
lisse de la paume des mains ; associées fréquemment à la croissance rapide des folets et des ongles, à l'hyperhydrose palmaire
et plantaire, à des atrophies et à des insuffisances du développement des téguments ; accentuées surtout au niveau des surfaces

palmaires et plantaires ; caractérisées encore par l'envahissement
du cuir chevelu, de la face, la teinte rouge cuivrée de celle-ci ;
dans des cas assez rares, associées à des lésions des ongles et
des glandes sébacéo-pilaires pouvant se traduire par l'alopécie.

B. — Erythrodermies congénitales ichthyosiformes avec hyperépidermotrophie compliquées de bulles.

A côté de ces faits il en existe de très analogues que leur aspect
objectif, leur évolution, leur origine ne permettraient en rien de
différencier des précédents si l'épiderme ne paraissait y avoir
subi une nouvelle atteinte dont l'expression clinique est la formation de bulles. Ces bulles se forment, semble-t-il, spontanément, elles sont le résultat à peu près certain de la tendance
akantolytique propre à l'épithélium dans lequel elles apparaissent
et cette tendance doit être regardée comme une propriété spéciale, nouvelle, surajoutée, absolument indépendante de la
propriété hyperépidermotrophique, car, comme nous le verrons,
on la retrouve dans d'autres dermatoses héréditaires et congénitales qui n'ont rien de commun avec les érythrodermies congénitales
à état hyperépidermotrophique.

Cette catégorie de faits dénommés par M. Brocq érythrodermies congénitales ichthyosiformes avec hyperépidermotrophie
compliquées de bulles peut être divisée elle-même, comme nous
l'avons fait pour la catégorie sans bulles, en érythrodermie
ichthyosiformes bulleuse avec lésions palmaires et plantaires ou
sans lésion palmaire et plantaire.

1° **Avec lésions palmaires et plantaires.** — Nous ne connaissons dans la littérature médicale que deux faits qui correspondent à cet état. L'un est de MM. Besnier et Brocq. Le second
de Nikolski. Nous les empruntons *in extenso* au travail de
M. Brocq.

Obs. 39. — Toute la première partie de cette observation est empruntée aux notes de MM. E. Besnier et A. Doyon, annexées à leur deuxième édition de leur traduction des *Leçons de* Kapsi, t. II, p. 836-837, Paris, 1891.

« Un garçon actuellement âgé de onze ans (1890) est né de parents sains non syphilitiques ; la mère avait subi un grave accident de voiture au premier mois de la grossesse.

« Au moment de la naissance, l'enfant, à terme, très fort et vigoureux, avait sur le corps « des places où l'épiderme s'enlevait comme un vésicatoire » ; la peau, au rapport de la mère, sécha vite, mais resta rugueuse. A quatre mois, on constata une première poussée de *bulles* sur le tronc ; une seconde à dix mois, la peau restant toujours « dure ».

« A deux ans, *crise violente de bulles sur tout le corps*, avec fièvre, durant deux mois, pendant l'été. Même réapparition pendant l'été, à trois ans. Les bulles se produisent en tous les points du corps, surtout les jours de pluie, mais particulièrement aux pieds et aux mains. Pendant l'hiver, les bulles ne paraissaient plus, mais la peau continuait à s'exfolier sur le tronc, sur le col, sur les membres ; l'enfant restait faible et malingre.

« C'est à cette époque que l'enfant nous est amené. Le premier aspect est celui de la forme la plus accentuée d'ichthyose noire que l'on puisse imaginer. Mais, avant même d'avoir entendu le récit qui vient d'être rapporté, l'intensité de l'exfoliation, qui est la meilleuse en beaucoup de points, l'engainement complet des mains et des doigts dans des gaines formées de lamelles superposées que l'on peut arracher avec une certaine facilité; l'envahissement de la figure, du cuir chevelu de tous les plis de flexion ne laisse aucune valeur à l'apparence première. En quelques points au cou-de-pied, sur le poignet, en soulevant quelques squames, on trouve un peu de suintement, et le frottement d'une chaussure ou d'une manchette détermine quelques soulèvements bulleux. Sur le cuir chevelu, on ne voit pas de bulles, mais une exfoliation lamelleuse abondante ; les cheveux sont plutôt exubérants.

« *Jamais, à aucun moment, l'enfant n'a ni n'a eu de prurit ; les aliments réputés excitants pour la peau n'ont aucune influence sur l'état des lésions et les bains irritants, qui exaspèrent les poussées bulleuses, ne causent pas de démangeaisons.*

« L'enfant n e souffre que de la vésication bullaire, *après* la bulle produite, et de la décortication mécanique des surfaces en desquamation.

« *De trois à six ans*, des bulles isolées en petit nombre se produisent à divers intervalles de mai à septembre. La veille du jour où une bulle doit paraître, l'enfant a toujours du malaise et de la fièvre. Pendant l'hiver, aucune bulle ; mais l'exfoliation demeure presque généralisée.

« *De six à sept ans*, l'enfant se développe, devient fort, les bulles se montrent moins nombreuses, l'exfoliation persiste, la peau amendée seulement par les topiques, et par l'usage interne de l'arsenic.

« *De huit à neuf ans*, très rares bulles seulement en avril et en septembre. Pendant l'hiver, aucune bulle.

« *A neuf ans*, l'enfant a grandi, a sensiblement la taille et l'aspect des autres enfants de son âge ; il a bon appétit, dort bien, n'est tourmenté par aucun trouble de sensibilité de la peau, et n'a pas de prurit, lequel a, d'ailleurs, toujours été insignifiant. Un assez grand nombre de points de la peau préalablement très exfoliants, ont repris l'aspect normal, et l'exfoliation intense est reculée au col, au tronc et aux extrémités.

« *A dix ans*, la situation continue de s'améliorer, mais on note encore pendant l'été, deux poussées bulleuses disséminées qui semblent avoir été provoquées par des interventions médicamenteuses nouvelles : l'une, l'emploi de l'ichthyol *intus et extra ;* l'autre, des bains presque indifférents pris dans une eau sulfureuse faible ; elles ont été de courte durée, et le rétablissement s'est fait rapidement.

« Dans les grandes poussées, les bulles se font un peu partout, excepté sur le cuir chevelu, la face et le col ; on les observe sur le tronc, à la ceinture, aux membres, surtout aux extrémités : quelques-unes ne soulèvent pas ou ne rompent pas la couche squameuse et ne se manifestent que par du suintement et un soulèvement partiel. Durant le même temps, l'exfoliation s'accroît, et l'on ramasse chaque jour, dans le lit de l'enfant, la valeur d'une cuillerée à soupe ordinaire pleine de squames.

« Toutes les poussées bulleuses sont *précédées* et accompagnées de malaise, de fièvre, de tristesse, de perte d'appétit. Dans leur intervalle, l'enfant est gai, intelligent, studieux, annonçant des aptitudes exceptionnelles pour tous les travaux d'esprit, pour le dessin, la musique, etc. Son développement est à peu près normal au point de vue physique.

« Au mois de janvier 1890, l'enfant a atteint sa onzième année ; le dos des mains, les jambes, le thorax en avant et en arrière sont redevenus presque normaux. Les cheveux abondants présentent à leur base, en plusieurs endroits, surtout aux tempes, une exfoliation un peu grasse, amiantacée ; sur la figure, furfurations au niveau des commissures oculaires, buccales, nasales. Le col, couvert d'une desquamation granitée, colorée en noir sur plusieurs points où l'on n'a pas pu faire de toilette, l'enfant étant enrhumé depuis quelques semaines. L'abdomen, les aisselles, les creux poplités sont le siège des maxima desquamatifs sous forme de lambeaux d'un diamètre variable de quelques millimètres à un centimètre ; les mains, face dorsale, sont engainées de squames, fendillées au niveau des plis de flexion ; les ongles sains, bombés latéralement et d'avant en arrière ; les faces palmaires en état de kératose uniforme épaisse, jaunâtre, donnant par le grattage des lambeaux épais, de plus d'un centimètre de diamètre ; cette région est halitueuse et sudorale comme à l'état normal.

« En février 1890, à la suite d'une attaque d'influenza, il est survenu, — ce qui n'arrive que rarement chez lui durant l'hiver — une poussée de bulles assez intense, surtout aux pieds, avec dépression de forces et état fébrile.

« Toutes les périodes d'amélioration qui ont été constatées ont été en rapport avec la médication arsenicale ; toutes les fois où l'emploi de l'arsenic a été interrompu, ou toutes les fois où on a essayé une médication nouvelle, une aggravation s'est produite, ou l'état est redevenu stationnaire. L'enfant supporte parfaitement 10 gouttes de liqueur de Fowler par 24 heures ; les bains lui sont avantageux ; les bains légers de goudron — coaltar saponiné — lui sont toujours favorables.

Voici les réflexions par lesquelles MM. E. Besnier et A. Doyon terminent cette observation : « L'observation que nous venons de rapporter établit l'existence d'une *dermatite chronique exfoliante et bulleuse*, déjà développée au moment de la naissance — *pemphigus foliacé congénital* — bien distincte de la dermatite exfoliatrice des nouveau-nés, et des autres dermatoses exfoliantes et bulleuses des nouveau-nés.

« Cette affection, qui évolue pendant toute l'enfance, semble se rapprocher — par le processus *décroissant* avec l'âge du sujet, les accalmies, l'influence saisonnière, l'intoléance de certaines médications et le bénéfice de quelques autres, etc., — de *maladies cutanées infantiles* encore imparfaitement connus, telles que l'*urticaire pigmentaire* et l'*hydroa des enfants*, de Unna.

« Mais ajoutons, sans tarder, que ces analogies n'impliquent aucune identité d'espèce entre les trois affections, dont le diagnostic différentiel peut s'établir aisément par des signes précis : pour l'urticaire pigmentaire, par tous les phénomènes objectifs et subjectifs ; pour l'hydroa des enfants, de Unna, par la série entière des caractères qui lui sont propres, avec cette distinction, facile à établir extemporanément, même aux époques de poussées bulleuses, que, dans l'hydroa de Unna, la peau des enfants reste parfaitement saine et normale dans les intervalles de ces poussées, — tandis que dans le pemphigus foliacé infantile l'état foliacé persiste toujours plus ou moins intense sur différents points du corps. »

La partie suivante de l'observation appartient à M. Brocq (1).

— C'est cet enfant que nous avons pu suivre depuis 1892 et nous avons peu de chose à ajouter à ce qui précède. Nous insisterons seulement sur les points suivants.

Le sujet a aujourd'hui 22 ans ; il est d'assez petite taille et a un développement plutôt incomplet de la poitrine ; les membres sont grêles, par suite sans doute de la difficulté qu'il éprouve à se livrer à des exercices corporels.

Quand nous l'avons vu pour la première fois il y a neuf ans, les téguments *dans leur totalité avaient une teinte rouge* assez marquée pour attirer l'attention. Cette teinte était surtout accentuée au cou, à la partie inférieure du thorax, aux fesses, à la partie supérieure et interne des bras et des cuisses, aux jambes. Sur ce fond rouge se voyaient de fines squames. Mais en certains points tels que la partie postérieure du cou, les creux axillaires, on trouvait des saillies papillaires fort volumineuses, rangées en séries linéaires séparées par des sillons assez profonds, coiffées de squames cornées dures et épaisses. La plante des pieds et surtout la paume des mains étaient en état d'hyperkératose accentuée. Aux mains en particulier l'épaississement de la couche cornée était vraiment considérable. L'hyperkératose y avait un aspect jaunâtre quasi transparent comme dans les hyperkératoses arsenicales, à tel point que nous songeâmes tout d'abord à des accidents d'arsenicisme.

. Les ongles des doigts étaient recourbés, légèrement striés longitudinalement et poussaient avec une grande rapidité. Les cheveux, noirs, fort épais, étaient engainés à leur base de squames graisseuses abondantes : ils poussaient également avec rapidité.

Jamais nous n'avons observé chez lui de bulles. Au dire des parents, il s'en produisait encore quelques-unes par périodes, surtout vers le printemps, mais elles restaient localisées aux pieds.

Peu à peu, sous nos yeux, cet état s'est amélioré ; les bulles sont devenues de plus en plus rares, c'est à peine si, à l'heure actuelle, il en présente de temps en temps quelques vestiges. Il est évident que la maladie évolue en ce moment vers la forme non bulleuse. La rougeur des téguments est moins vive ; elle est toujours cependant des plus évidentes : elle se complique d'une teinte bistre qui devient de plus en plus apparente à mesure que la rougeur diminue, et il est permis de se demander si elle est due à l'évolution même de la maladie ou à l'effet de l'arsenic que le sujet continue à prendre de temps en temps.

Les saillies papillaires du cou ont beaucoup diminué sous l'influence apparente de pommade à l'acide salicylique et au goudron ; on n'en trouve plus actuellement que des vestiges très nets ; les ongles ont toujours le même aspect et croissent avec rapidité : il en est de même des cheveux

(1) L. Brocq, Erythrodermie congénitale ichthyosiforme avec hyperépidermotrophie. *Annales de dermatologie et de syphiligraphie*, 1902, n° 1.

qui sont cependant beaucoup moins engainés à leur base de squames séborrhéiques.

Au niveau de la ligne blanche de l'appendice xiphoïde au nombril, et surtout du nombril au pubis, se voient encore des amas assez considérables de squames stratifiées sèches, cornées, formant des sortes de petits cubes. Il en est de même vers les creux poplités où ces amas sont des plus accentués et rappellent ce qu'ils étaient autrefois au cou ; on en trouve également, quoiqu'un peu moins accusés, aux creux axillaires, aux plis des coudes, à la partie inférieure des fesses. En somme, les localisations des maxima de l'affection sont absolument l'inverse des localisations des maxima de l'ichthyose vulgaire vraie.

Ce qui va le moins bien, ce sont les paumes des mains et la face palmaire des doigts : au niveau de ces régions on observe toujours la même hyperkératose qui gêne le malade dans ses mouvements, quoiqu'il puisse cependant écrire et peindre avec une facilité relative.

Son état général est bon : il est sujet cependant de temps en temps à des périodes de dépression pendant lesquelles les préparations phosphatées et glycéro-phosphatées lui rendent de réels services.

La médication suivie consiste à lui administrer par périodes les toniques précédents, par périodes, à notre corps défendant, de l'arsenic, car nous ne pouvons nous empêcher de croire à l'influence désastreuse de cette substance sur la kératodermie palmaire ; localement on lui donne des bains d'amidon additionnés de coaltar saponiné de Lebœuf, et on lui fait des applications de glycérolé d'amidon salicylé ; de pommades au goudron, etc.

Tout dernièrement, il a eu une violente rougeole qui l'a beaucoup fatigué, mais qui n'a pas exercé d'influence notable ni en bien ni en mal sur l'état actuel des téguments.

Cette observation étant très longue nous la résumerons en quelques mots : *Friabilité excessive de l'épiderme au moment de la naissance.* Persistance de la rugosité de l'épiderme. *Poussées bulleuses* successives à 4 et 10 mois, à 2 ans *exfoliation générale* et aspect d'ichthyose noire. Engainement complet des mains et des doigts. Envahissement de la figure, du cuir chevelu, des plis de flexion. Le frottement d'une chaussure ou d'une manchette détermine quelques soulèvements bulleux. Croissance exubérante des cheveux. Malaise et fièvre au moment des poussées bulleuses. Diminution progressive des poussées bulleuses à mesure que l'enfant grandit. Desquamation

et *hyperkératose maxima aux plis. Kératodermie palmaire.*
Érythrodermie. Croissance rapide des ongles.

Nous résumerons de la même façon l'observation de Nikolsky.

Obs. 40. — P. Nikolsky. Contribution à l'étude des anomalies congénitales de kératinisation. *Compte rendu du XIIe Congrès internatio-
nal de médecine.*

Élise R..., 6 ans. Au second mois de la grossesse sa mère a eu de
fortes frayeurs. A la naissance, la peau était sèche, grisâtre, rugueuse ;
il y avait sur les fesses des bulles aqueuses de la grandeur d'une cerise.
Ces bulles disparaissent en hiver. Les dents sont toutes cariées.

On peut constater partout une excroissance de la substance cornée,
qui se manifeste dans les régions les moins envahies, le cuir chevelu,
par une desquamation simple ; dans les régions un peu plus envahies,
cette excroissance se manifeste par la desquamation et la rudesse de la
peau (visage, cou). Dans les endroits où le processus est le plus accentué,
la paroi abdominale, le dos, le thorax, les cuisses, les avant-bras, les
bras, la surface dorsale des mains et des pieds, les bords des sillons de
la peau sont couverts d'une solide substance cornée, qui ne peut être
enlevée qu'avec d'assez grands efforts. Kératodermie palmaire et plantaire. Formation de bulles sur la paroi abdominale. Érythrodermie localisée. Desquamation du cuir chevelu. Érythrodermie du cou avec exagération énorme de la kératose des plis à ce niveau. Visage desquamant
surtout au menton. Faible adhérence des productions cornées à la peau.
Altération de la nature de la substance cornée qui se gonfle facilement
sous l'influence de l'humidité. Poussées fébriles inconstantes au moment
de l'apparition des bulles.

Histologie. — Toute la couche épithéliale est très épaissie, mais la
multiplication des cellules n'a lieu que dans deux ou trois couches les
plus profondes, tandis que tout le reste du tégument est envahi par
l'anomalie de kératinisation. Celle-ci s'exprime dans la couche cornée
par la kératinisation précoce, suivie de la destruction de tout le corps
de la cellule ou de ses parties : le protoplasma disparaît, le stroma chro-
matique s'épaissit et tombe en blocs... Au point de vue histologique on
peut nommer ce cas : *Akanthokeratolysis universalis congenita.*

Tels sont les cas où la lésion du tégument est générale et
s'accompagne de kératodermie palmaire et plantaire.

2° Érythrodermie congénitale ichthyosiforme avec hyperépidermotrophie, formation de bulles, intégrité de la paume
et de la plante. — Les cas où cette dernière lésion manque sont

très rares et nous n'en connaissons qu'un seul dont nous allons rapporter l'observation *in extenso*.

La première partie de cette observation appartient à M. Brocq à qui nous l'empruntons. Quant à la seconde partie, nous l'avons recueillie en province où habite le petit malade, et M. Brocq veut bien nous en accorder la propriété, ce dont nous le remercions vivement.

Partie de l'observation publiée par M. Brocq dans le mémoire sur l'érythrodermie congénitale ichthyosiforme :

Obs. 41. — I. Roger, âgé de 3 ans, nous est amené de province par sa mère pour une affection cutanée généralisée qu'il présente depuis son enfance.

Sa mère a toujours été bien portante. C'est son troisième enfant. Une petite fille est morte de convulsions à l'âge de 15 jours. Une autre fillette a maintenant 11 ans, est fort bien portante, et n'a jamais eu de maladies cutanées.

Le père, âgé de 35 ans, a quelquefois des migraines, il est atteint de prurit depuis quelque temps : la mère ne peut nous donner de détails précis sur cette dermatose. Il n'y a aucun autre antécédent familial.

L'enfant est venu à terme, bien portant ; il pesait 12 livres. Cependant, dès sa naissance, il présentait une rougeur vive qui parut anormale aux parents. On l'emmaillota immédiatement, et, 3 heures après, au moment où on voulut le nettoyer, on remarqua de grosses bulles çà et là sur le corps, comme si l'enfant avait été brûlé à l'eau bouillante. Ces phlyctènes étaient affaissées et renfermaient peu de sérosité.

On vit ensuite la peau dans toute son étendue s'épaissir, devenir écailleuse, noirâtre ; elle desquamait avec une telle intensité que le matin l'enfant semblait dans ses langes être plongé dans un bain de son.

Cet état persista jusqu'au mois de novembre dernier. A cette époque des bulles recommencèrent à se produire sur tout le corps, mais surtout sur les membres inférieurs, au niveau des points où l'épiderme est le plus épais et le plus noirâtre. Elles sont assez irrégulières, de grandeur variable, ne dépassant pas les dimensions d'une pièce de 5 francs. La mère a souvent assisté à leur entière évolution : elles mettent environ 3 heures à naître et à se développer. Elles sont d'ordinaire isolées, beaucoup plus rarement confluentes, presque toujours aplaties, quelquefois cependant bien tendues, comme aux orteils où la mère les a vues nettement surélevées au-dessus du niveau de la peau saine et remplies de sérosité transparente, alors que les autres contiennent toujours de la sérosité louche.

Au bout de 24 heures les bulles sont remplacées par une croûtelle noirâtre, laquelle tombe au bout de quelques jours pour laisser à sa place une petite région de peau lisse, mais très rapidement cette région se recouvre de squames et devient semblable à la peau voisine.

Jamais l'enfant n'a éprouvé ni douleur, ni prurit au niveau des bulles.

La mère a remarqué depuis longtemps que les cheveux du petit malade poussent très vite : ils sont engainés à leur base de concrétions noirâtres, très épaisses, adhérentes, qui nécessitent des soins journaliers. Les ongles poussent avec une rapidité remarquable, trois fois plus vite que chez sa sœur, d'après les constatations faites par la mère.

ÉTAT ACTUEL. — Au premier abord, dans son ensemble, l'enfant offre l'aspect général d'un ichthyosique. Sa peau est épaisse, noirâtre, squameuse ; mais en le regardant avec quelque attention on ne tarde pas à remarquer que les téguments sont manifestement beaucoup plus rouges qu'ils ne devraient l'être normalement.

Pieds. — Sur la face dorsale des pieds la peau offre une coloration générale noirâtre avec stries blanchâtres qui la sillonnent, et qui ne sont que les intervalles existant entre les squames. Par place, les squames sont moins épaisses ; la peau y apparaît rosée, plus rouge qu'à l'état normal : ce sont des points au niveau desquels des bulles se sont formées. En somme, l'aspect général est celui d'une peau de lézard.

La souplesse des téguments est moindre qu'à l'état normal, néanmoins ils ne sont nullement rigides. Quand on les gratte à la curette, on voit qu'ils sont recouverts d'une série de squames fines, adhérentes, superposées, et on arrive ainsi peu à peu sur une peau d'apparence presque saine.

Au cou-de-pied gauche se voit une exulcération superficielle suintante recouverte d'une croûtelle noirâtre. Cette exulcération existe depuis longtemps, et la mère l'attribue à la pression des bottines.

Jambes. — Sur leur face antérieure les squames sont épaisses, noirâtres, et constituent par leur stratification de nombreux petits mamelons accolés les uns aux autres de manière à former des rangées linéaires parallèles séparées par d'assez profonds sillons transversaux. Cette disposition se voit surtout au voisinage de la rotule : ailleurs, la carapace se compose d'épaisses squames irrégulièrement arrondies, à contours plutôt polygonaux dont les dimensions varient de celles d'un grain de millet à celles d'une lentille, et qui forment une véritable mosaïque.

Les creux poplités ne sont nullement indemnes comme dans l'ichthyose : la peau y est fortement rosée, et les saillies papillaires fort exagérées y forment des bandes plus ou moins parallèles.

La face postérieure des membres inférieurs est intéressée au même degré que leur face antérieure : mais on y trouve en plus, vers les parties inférieure des jambes et moyenne des cuisses, des soulèvements de l'épiderme par de la sérosité louche opaline. Ces soulèvements ont des dimensions qui varient de celles d'une pièce de cinquante centimes à celles d'une pièce de deux francs. Leur forme générale est arrondie, mais leurs contours sont assez irréguliers : ils sont flasques et aplatis. A côté de ces soulèvements, qui sont au nombre de 5 à 6 sur les membres inférieurs se voient des plaques rosées consécutives à des soulèvements bulleux analogues qui ont évolué, et au niveau desquelles la peau ne présente encore qu'une fine desquamation.

La plante des pieds est indemne.

Fesses. — C'est en ce point que les soulèvements bulleux sont le plus abondants. On en compte de 7 à 8 ; les uns encore à l'état de phlyctène flasque remplie de liquide séro-purulent, les autres exulcérés, saignant sous l'influence des frottements répétés auxquels la région est soumise.

Membres supérieurs. — Les lésions y ont le même aspect général qu'aux membres inférieurs, mais les squames y sont plus minces et comme filiformes, elles se détachent sous la forme de grains de semoule collés à l'épiderme ; les plis du coude et le creux de l'aisselle sont le siège de lésions accentuées : la peau y est rosée, comme un peu épaissie ; les saillies papillaires fort accusées.

Au tronc les squames sont bien plus fines qu'aux membres : elles sont presque furfuracées sur la partie antérieure du thorax, un peu plus épaisses au niveau de l'abdomen, encore plus stratifiées vers les lombes.

Au cou, elles sont encore plus accentuées, mais ce qui frappe surtout vers la nuque, c'est l'énorme saillie que font les papilles du derme, lesquelles, comme partout ailleurs, sont engainées de squames sèches et noirâtres : les lésions y donnent tout à fait l'impression d'une lime gigantesque.

Cuir chevelu. — Les cheveux sont rares au niveau des régions temporales ; il y a une sorte d'alopécie en clairières multiples vers la région médiane de la nuque. Le cuir chevelu dans toute son étendue, mais surtout vers le vertex, est recouvert d'un enduit épais, noirâtre, poisseux, séborrhéique, engainant les cheveux, lesquels s'arrachent assez facilement et poussent avec la plus grande rapidité.

Face. — La face semble respectée ; elle est cependant le siège d'une abondante hyperhidrose et on y voit une éruption qui ressemble à de la miliaire. — Les conduits auditifs sont recouverts d'une épaisse couche de séborrhée. — Les sourcils et les cils présentent les mêmes lésions que le cuir chevelu.

Les *ongles* des mains sont bombés transversalement, un peu incurvés longitudinalement : ils poussent avec assez de rapidité pour que la mère soit obligée de les couper à cet enfant trois fois plus souvent qu'à sa sœur.

N. B. — Cette note est forcément très incomplète, l'enfant habitant la province et n'ayant encore été vu qu'une seule fois,

Suite de l'observation, partie personnelle.

14 juin 1902. — Nous avons recueilli en province, où habite le petit malade, quelques notes complémentaires qui précisent certains points de l'observation précédente.

Depuis sa visite à Paris l'enfant avait été perdu de vue, nous l'avons retrouvé dans un état très analogue à celui où il était à son départ.

Nous avons examiné son père, sa sœur et nous avons pu recueillir quelques renseignements sur la famille.

Le grand-père du petit malade aurait eu « la peau trop courte » sur le dos des mains, c'est ce que nous avons pu savoir de plus précis.

Son *père* souffre depuis plusieurs années de crises de démangeaisons généralisées et localisées, il est de bonne constitution, non alcoolique, non syphilitique, mais il présente une disposition assez marquée au nervosisme. A la face interne de la cuisse droite et à la partie supérieure de cette même cuisse près de l'arcade inguinale existent deux plaques de névrodermite circonscrite à éléments isolés, lichénifiés. La disposition des éléments fait penser à du lichen plan lichénifié par grattage, mais on ne trouve aucune autre altération des muqueuses ou du tégument, sauf une très légère lichénification de l'avant-bras du même côté.

La *mère* se porte bien, n'a jamais eu d'affection cutanée, elle est également d'un nervosisme accentué. Elle prétend avoir eu la plus violente des contrariétés qu'elle ait jamais éprouvées au cours de sa grossesse, alors qu'elle était au deuxième mois. Elle fait remonter la maladie de l'enfant à cette date.

La sœur du malade, âgée de 13 ans, se porte bien, n'a aucune trace d'affection cutanée.

L'*enfant malade*, maintenant âgé de 5 ans est faiblement développé, il est petit et maigre, paraît assez éveillé et suffisamment intelligent. Il marche avec peine, les jambes un peu écartées, en traînant les pieds, les jarrets demi fléchis, les cous-de-pied fléchis également; le tronc s'incline un peu sur les cuisses, les bras sont légèrement écartés du tronc et l'enfant ne les étend jamais complètement. Il se meut avec une certaine lenteur, mais il prend part cependant, quoique avec beaucoup de modération, aux jeux des petits camarades de son âge.

Son *visage* plus maigre qu'il ne l'est d'ordinaire à cet âge marque une certaine souffrance générale de l'organisme : il est assez vivement coloré aux pommettes, comme s'il avait quelque couperose.

Pendant que nous le regardons aller et venir nous voyons l'enfant se gratter du bout des doigts, comme s'il avait peur de s'écorcher. Il pleure dès qu'il est heurté un peu vivement et sa mère a constaté qu'il souffrait beaucoup plus de chocs légers qu'il n'est ordinaire d'en souffrir.

Le froid ne l'incommode pas, il craint beaucoup d'être déshabillé et d'être approché du feu, il semble que l'air lui « agace » la peau selon l'expression du père. Interrogée sur la façon dont se comporte la peau quand l'enfant se traumatise, la mère affirme que les bulles se forment spontanément, que jamais elles ne paraissent être la conséquence d'une irritation mécanique. Cependant elle nous dit plus tard qu'elle a plusieurs fois excorié le visage de l'enfant en le débarbouillant tant il a l'épiderme délicat et peu solide.

Avant d'entreprendre la description de l'état actuel nous ajouterons que l'enfant a eu la rougeole depuis sa visite à Paris, qu'il a subi de ce fait une desquamation abondante de la paume des mains, de la plante des pieds et du centre du visage, seules régions respectées par la maladie actuelle, l'hyperkératose du reste de la surface n'a été modifiée en rien, même passagèrement.

La mère croit avoir observé dans ces dernières années une tendance à *la modification du processus bulleux*. Les bulles claires autrefois ou remplies d'une sérosité un peu louche, sont maintenant nettement blanches et leur contenu paraît purulent. Elles sont moins nombreuses qu'au moment où l'enfant a été vu pour la première fois.

L'enfant vu d'ensemble est hyperkératosique de la partie supérieure du cou à l'extrémité de la phalange terminale des orteils et des doigts, mais il a son maximum d'hyperkératose au niveau des plis de flexion et il reste dans le tégument des parties relativement indemnes, face dorsale des doigts et des orteils, région métacarpienne dorsale, partie centrale du visage et face en général. Les plantes et les paumes sont absolument saines.

DESCRIPTION DE L'ÉTAT DES TÉGUMENTS. — *Mains*. — Elles sont prises symétriquement. La paume nous l'avons dit, est complètement saine, la peau y est lisse, fine, les lignes des crêtes papillaires bien dessinées, régulières, nulle part confondues ou hyperkératosées. On ne distingue pas à l'œil nu les orifices sudoripares. Les limites de la partie saine sont assez nettement arrêtées et l'on passe pour ainsi dire sans transition de la peau saine à la peau malade. Cette ligne limite peut être indiquée assez simplement en disant que la peau malade commence où sur les bords des mains et doigts apparaissent les premiers follets.

La *face dorsale des doigts* est peu prise, on y note cependant une exagération du plissement transversal de la peau avec disparition des plis secondaires très fins qui existent normalement. La couche hyperkératosique presque lisse sur toute la face dorsale des doigts se soulève seulement çà et là pour dessiner le bord de squames adhérentes.

Les *ongles* paraissent normaux, ils ont seulement quelques taches de leukokératose petites et disséminées. Le périonyx existe, mais au point où l'épiderme du manteau se continue avec l'épiderme du périonyx, il existe de nombreuses languettes épidermiques soulevées et irrégulièrement déchirées, de celles que vulgairement on appelle « envies ». La 2e et la 3e phalange sont presque normales, à part les détails que nous venons de relever. Le dos de la main est parcouru dans toute son étendue, mais surtout au niveau des articulations métacarpo-phalangiennes et du poignet, de lignes transversales formant une série de crêtes kératosées séparées par des sillons. Ces lignes de crêtes sont la grossière exagération du plissement normal de la peau du dos de la main pendant l'extension. Une partie centrale de la région métacarpienne est hyperkératosée au minimum.

Nous cherchons en vain la moindre trace des orifices sébacéo-pilaires à la face dorsale des doigts et des mains. Cependant les *follets* y sont abondamment développés et ils traversent les masses kératosiques perpendiculairement en beaucoup de points. Ce fait nous paraît digne d'être noté. La mère croit que les follets n'existaient pas, il y a deux ans, lorsque l'enfant fut conduit à l'hôpital Broca.

Sur le *dos de la main*, près de l'articulation carpo-métacarpienne du pouce, il existe une place libre, large comme une pièce de cinquante centimes. En cet endroit, la peau est rosée, finement rugueuse, presque lisse, on n'y distingue aucun orifice pilo-sébacé, aucune trace de vascularisation anormale en dehors de l'érythème léger et diffus.

Sur le bord de cette zone, les excroissances kératosées reprennent brusquement, à pic comme la paroi d'un cirque. Étudiées de plus près, ces élevures, qui présentent ici l'aspect que nous leur retrouverons sur tout le reste de la surface de la peau sont composées de cubes cornés et irréguliers plus ou moins volumineux, leur volume n'étant commandé, semble-t-il, que par la nécessité de la conservation des plis de flexion et d'extension de la peau qui les limite. Ces cubes ont leur face libre irrégulière, âpre et montagneuse. Leur base s'insère sur la peau rosée, d'aspect analogue à celui que nous décrivions un peu plus haut. L'adhérence des cubes cornés est assez faible pour qu'on puisse les faire tomber un à un en procédant avec quelque précaution, car l'enfant se plaint un peu pendant cette manœuvre. Quand ces cônes sont arrachés, on ne distingue plus la surface sur laquelle ils s'élevaient, de celle du fond des sillons qui les séparaient.

Ces cubes cornés sont friables, peut-être parce qu'ils sont le plus souvent imbibés d'huile; ils sont noirâtres et leur réunion donne au dos de la main un aspect sale.

Le *poignet* est enveloppé complètement d'un épais bracelet de constitution tout semblable. Une série de crêtes cornées parallèles perpendiculaires à l'axe du membre l'enveloppent complètement. En plusieurs points ces crêtes manquent dans une étendue cyclique de quelques millimètres. Ces taches cycliques sont rosées, elles correspondent aux points où des bulles ont soulevé la couche hyperkératosée et l'ont rejetée.

La formation des bulles dans cette zone est aux deux membre supérieurs très accentuée. Les bulles moyennement tendues se produisent au-dessous des lames hyperkératosées, probablement en plein épithélium. L'épaisseur de la lame hyperkératosée, le peu de tension du liquide des bulles fait qu'on ne les voit pas dans ces régions au moment de leur apparition, mais on constate un peu plus tard qu'au point où elles se sont développées, l'épiderme n'adhère plus et s'enlève facilement. L'épiderme enlevé laisse à nu les surfaces rosées, finement rugueuses, mais non exulcérées que nous avons plus haut décrites.

En quelques points de la face dorsale du poignet, un liquide d'apparence purulente sourd entre les crêtes cornées. Dans ces points on constate, en soulevant la carapace, qu'il existe des exulcérations superficielles peut-être dues à l'évolution purulente des bulles qui paraît avoir quelque tendance à se produire depuis quelques jours.

La dimension ordinaire des bulles ne dépasse guère 4 à 8 millimètres de diamètre, mais il est commun qu'il s'en produise plusieurs côte à côte et qu'elles confluent secondairement. Quand la bulle évolue normalement, elle atteint son développement complet en 24 ou 36 heures; elle se rompt à ce moment, une croûte se forme faite de débris épidermiques et de sérosité ou de séro-pus concrété et cette croûte elle-même tombe au bout de 2 jours, laissant l'épiderme lisse ou finement rugueux reposant sur fond érythémateux.

Le reste de l'avant-bras est hyperkératosé à un degré moindre et présente de nombreuses bulles irrégulièrement disséminées surtout à la face de flexion.

Le *coude*, comme le poignet, est hyperkératosé au maximum, aussi bien du côté de flexion que du côté de l'extension. Au sommet du coude, les crêtes, les cubes hyperkératosés sont disposés d'une façon intéressante, mais facilement explicable. Les fissures sont toutes concentriques au sommet de l'olécrane, la tension égale dans toutes les directions au moment de la flexion explique selon nous cette disposition.

Au *pli du coude*, les séries de lignes parallèles, perpendiculaires à l'axe du bras, n'ont rien de particulièrement remarquable que leur énorme développement.

Au *bras*, l'hyperkératose est nette, mais moins accentuée dans toute la région moyenne du bras. Ici encore, où existent de nombreux follets traversant les squames, nous cherchons en vain quelque trace de kératose des infundibula pilaires de la région postérieure du bras.

L'*aisselle* est une des régions les plus affligées d'hyperkératose. Il s'y forme de grands plis de peau dirigés d'avant en arrière, comme il s'en ferait dans une étoffe un peu rigide serrée entre deux plans résistants. Toute la peau de l'aisselle est, d'avant en arrière, toujours perpendiculairement à l'axe du bras, parcourue de crêtes hyperkératosées, elles-mêmes divisées par de plus fins sillons secondaires en une série de petits cubes cornés innombrables disposés comme il a été dit précédemment.

Au *cou*, les cubes cornés sont plus longs et plus plats, plus lisses à la surface, plus soulevés sur les bords, comme il arrive au cours des exfoliations lamelleuses. Les sillons qui leur sont intermédiaires sont, ici encore, dirigés parallèlement aux plis de flexion du cou et les sillons secondaires qui les traversent et qui délimitent les cubes cornés leur sont dans l'ensemble perpendiculaires.

Sur les côtés du cou et en avant, à la limite du cuir chevelu, dans la partie qui s'étend des oreilles à la nuque existent plusieurs bulles à des stades divers de l'évolution. Les plus récentes sont en voie de formation ; elles se manifestent par un soulèvement à peine marqué de la couche cornée et, malgré l'épaisseur de celle-ci, elles semblent être d'emblée pleines d'un liquide louche. En ouvrant l'une d'elles, on constate que le liquide louche est formé nettement de deux parties, l'une très claire, transparente, sans couleur, qui tient en suspension de très petites masses floconneuses, blanches et opaques. En d'autres points, les bulles sont déjà vidées et en voie de dessiccation. Les bulles qui se forment n'ont pas leur couvercle ridé, bien qu'il soit peu tendu.

Au voisinage du cuir chevelu, dans les points où l'hyperkératose est relativement faible, il s'est formé depuis quelques jours une série de bulles plus tenaces, à croûte jaunâtre plus épaisse, suppurant plus abondamment et qui rappellent l'impetigo. Il n'y en a aucune en évolution récente au moment de l'observation.

Membres inférieurs. Région plantaire. — Nous lui appliquerons trait pour trait la description de la main.

Face dorsale du pied. — La dernière phalange des orteils est à peu près respectée, les ongles sont normaux, ainsi que le périonyx et le manteau de l'ongle. La face dorsale du pied est couverte d'une très épaisse couche hyperkératosée irrégulière sous laquelle se forment incessamment, surtout au niveau du cou-de-pied, des bulles qui sèchent sur place.

Pour le reste de la description nous n'avons pas à insister, il suffit de répéter pour la jambe et la cuisse ce que nous avons dit pour le bras et l'avant-bras. Les lésions du genou sont beaucoup plus accentuées, rappellent celles du coude, et des traces de formations bulleuses s'y voient aisément aux surfaces lisses et rosées que nous connaissons déjà.

La production des poils est aux jambes extrêmement abondante, tous sont fins, blond clair, longs de un demi à 1 centimètre.

La verge, le scrotum présentent à un degré moindre des lésions analogues.

L'abdomen, le thorax, les fesses sont hyperkératosés dans toute leur étendue avec maximum : 1° à la région hypogastrique qui est parcourue de crêtes cornées la traversant, parallèlement aux plis normaux de la peau, d'une épine iliaque à l'autre ; 2° à la périphérie du mamelon et au mamelon ; 3° à la cicatrice ombilicale.

La région fessière est surtout intéressée par le développement intense des bulles au voisinage du trochanter et jusque dans le pli interfessier.

La région sternale est moins frappée, elle est seulement couverte de squames épaisses, larges, adhérentes, soulevées par leurs bords.

Le visage est avec les oreilles et les régions mastoïdiennes moins intéressé que le reste du corps. On peut lui distinguer trois zones : la région centrale, nez et partie voisine des joues ; la zone de la barbe chez l'adulte; la région auriculaire.

La zone centrale n'est pas squameuse, elle est revêtue d'un épithélium extrêmement mince, lisse, presque vernissé, croquelé par places, au bord des craquelures une pellicule extrêmement fine se soulève. La peau ne donne pas au doigt qui la palpe la sensation halitueuse qui est normale, il semble que l'on touche une surface souple qui aurait été légèrement vernissée ; la peau semble avoir perdu en ce point son réseau élastique superficiel, car des plis très fins se forment en grande quantité quand on appuie sur elle l'extrémité d'un crayon. Sous l'épiderme des joues apparaissent les vaisseaux fins et sinueux comme il arrive dans la couperose vraie ou dans la kératose pilaire, on ne distingue cependant aucun orifice pilo-sébacé bien que l'on puisse percevoir à jour frisant la présence de nombreux follets.

L'épithélium du nez est peu ou pas modifié.

Dans la région de la barbe, mais surtout dans la zone des favoris l'hyperkératose se manifeste par l'existence de squames formant un réseau dont les mailles ont une disposition quadrilatère irrégulière. Chaque maille du réseau est occupée par une squame épaisse de quelques dixièmes de millimètre, soulevée par places sur les bords. Il n'y a nulle part de hautes productions cornées comme sur le reste du corps.

Les oreilles sont le siège de transformations épidermiques analogues s'étendant à tout le pavillon, mais beaucoup moins accentués.

Il n'y a qu'une seule bulle croûteuse dans toute l'étendue du visage, encore ne saurait-on dire actuellement si elle est le résultat d'une inoculation pyococcique ou de la maladie de l'enfant. Cette bulle est située au milieu de la joue gauche.

Les *cheveux* sont abondants, soulevés par des squames dont la quantité a beaucoup diminué depuis 2 ans. Le cheveu traverse la squame qui adhère faiblement et sous laquelle la peau paraît légèrement érythémateuse et peu modifiée.

Les *sourcils* sont peu abondants, les squames sont plus volumineuses à leur base que sur le reste du visage, elles sont moins épaisses cependant qu'au cuir chevelu. La région externe du sourcil est particulièrement pauvre en poils.

Les *cils* sont très volumineux, très longs, un peu irréguliers dans leur implantation. A leur base, sur le bord libre des paupières, existent de petites productions épidermiques rappelant la blépharite ciliaire séborrhéique.

Les *dents* sont normales, elles sont apparues tard, la première à l'âge de 18 mois seulement.

La *muqueuse buccale* paraît complètement saine.

Évolution. — La mère nous affirme que l'enfant est né avec des cheveux qui ont persisté, elle n'a observé aucune mue rapide de ce côté. Les cheveux et les ongles continuent à croître rapidement.

Dès l'enfance les parents ont remarqué la sécheresse absolue du tégument : 3 régions seulement transpirent facilement et abondamment : le nez et la région très voisine des joues, la paume et la plante. On remarquera que l'érythème et la desquamation rubéolique ne se sont manifestées qu'en ces régions.

Les mouvements des membres sont, comme nous l'avons vu, limités par l'impossibilité d'étendre complètement les plis des grandes articulations ; les essais que nous avons faits en ce sens ont été l'occasion des cris de l'enfant qui a accusé une douleur immédiate.

La sensibilité générale est certainement exagérée, au moins en ce qui concerne la sensibilité à la pression, au contact et à toutes les actions mécaniques extérieures. Nous n'avons pu chez cet enfant trop jeune apprécier exactement l'état des autres phénomènes sensitifs.

L'état général demeure à peu près bon, les viscères paraissent sains, l'appétit est suffisant. Les parents laissent l'enfant boire du café et du vin sous prétexte qu'il a besoin de stimulants.

Le traitement depuis 2 ans a consisté surtout en enveloppements huilés et ces applications paraissent être bien tolérées, et par l'imbibition des squames quelles occasionnent, elles favorisent le renouvellement de l'épiderme en diminuant l'adhérence de la couche kératosée.

Depuis quelque temps, des ganglions transparaissent sous la peau, au cou, aux régions inguinales. Comme les territoires lymphatiques qui en dépendent sont actuellement le siège de lésions bulleuses, peut-être compliquées d'inflammation, il est difficile de préciser la valeur de ces adénopathies. Avec la dernière poussée bulleuse a coïncidé, au dire des parents, un amaigrissement marqué, et il semble que l'enfant ait de temps à autre une légère poussée fébrile. Il n'y avait pas à songer à faire de biopsie, nous ne pouvons que le déplorer.

Cette observation nous semble mériter quelques réflexions. L'hyperkératose est remarquable par la régularité absolue de sa distribution, par son adhérence relativement faible, par sa reproduction très rapide, par l'absence totale de kératose des régions qui sont le siège des kératodermies symétriques des extrémités congénitales et héréditaires, de la maladie de Méleda. Elle est remarquable par la croissance des follets traversant dans toutes les régions du corps la lame cornée, par l'hyperhydrose des régions respectées.

Elle se rapproche par la localisation du cas rapporté par Neuburger.

Elle est remarquable enfin par l'exagération au niveau des plis articulaires, et nous croyons qu'il faut pour expliquer ce fait chercher à déterminer les rapports de développement des points épiphysaires et de l'accroissement en longueur de la peau chez le fœtus. Cette évolution est absolument ignorée.

Enfin, nous avons affaire ici à une hyperkératose de surface, absolument généralisée, et c'est l'épithélium commun qui paraît souffrir plus encore peut-être que l'épithélium producteur de phanères et de glandes. Les follets sont très nombreux, les ongles sont normaux.

Quant aux poussées bulleuses elles semblent se produire en plein épithélium et non au-dessous de l'épithélium : la preuve clinique à défaut de la preuve histologique en paraît faite par l'épidermisation et la kératinisation extrêmement rapide de tout le fond des bulles. Ces poussées bulleuses semblent favorisées par des conditions analogues à celles que l'on trouve dans le pemphigus traumatique ou l'adhérence des couches épidermiques entre elles est très diminuée, ou il y a akantholyse. Les exulcérations produites par la mère en débarbouillant l'enfant en sont la preuve.

L'érythrodermie a beaucoup diminué depuis la naissance.

La croissance rapide exagérée des cheveux, des cils, des ongles, des follets vous paraît devoir être rapprochée de la production exagérée de tout l'épiderme et le nom d'hyperepidermotrophie nous paraît très séduisant pour ce cas.

L'érythrodermie congénitale ichthyosiforme est une espèce morbide. Elle ne doit pas être confondue avec les ichthyoses. — Avant d'aller plus loin nous devons nous poser une question d'importance capitale. Y a-t-il lieu de créer pour les affections que nous venons de décrire et dont nous venons de produire une série d'observations, une place spéciale dans l'ordre des dermatoses congénitales ? Ne peut-on tout aussi bien les ranger dans le cadre des ichthyoses vulgaires ou des ichthyoses fœtales ?

Nous pourrions à cela répondre d'un seul mot : quand en dermatologie on ne limite pas avec une précision parfaite les syndromes ou les symptômes dont on veut constituer le tableau clinique d'une entité morbide ou d'une soi-disant entité morbide, on glisse immédiatement, sans même s'en douter, vers les faits de passage, et ces faits de passage sont si voisins les uns des autres qu'on est bientôt sorti des limites où l'on voulait faire évoluer la dermatose. Dès lors, mieux vaut très simplement poser en principe qu'une dermatose est caractérisée nécessairement par un certain nombre de signes fondamentaux et ne reconnaître comme lui appartenant que les faits strictement superposables. A côté de cette dermatose, il faut en établir d'autres et leur trouver des caractères assez solides pour qu'elles se suffisent à elles-mêmes. Il deviendra facile de créer ainsi un certain nombre de types à caractères précis, et il restera entre eux les nombreux faits qui s'en rapprochent ou s'en éloignent insensiblement, et qui constituent les degrés intermédiaires de ces dermatoses fondamentales, comme le dit M. Brocq.

Quelques points du diagnostic différentiel. — Avant de discuter le diagnostic de ces faits, nous allons en reprendre la symptomatologie générale en quelques lignes. Un tableau fera mieux juger de leur ensemble symptomatologique.

Érythrodermies congénitales ichthyosiformes
avec hyperépidermotrophie.

A. Sans formations bulleuses.
- 1° Avec lésions palmaires et plantaires. Kératodermies. Atrophies. Sclérodermies. Atrophies du derme et du squelette.
- 2° Sans altérations palmaires et plantaires.

B. Avec bulles, akantholyse, friabilité de l'épiderme.
- 1° Avec lésions palmaires et plantaires.
- 2° Sans altérations palmaires et plantaires.

Érythrodermie.
Hyperkératose générale exagérée aux plis articulaires.
La direction des lignes d'hyperkératose est parallèle aux plis de flexion, perpendiculaire à l'axe du membre.
Les cubes et cônes hyperkératosés se laissent facilement détacher.
L'extension complète des segments des membres les uns sur les autres est difficile ou impossible. Ectropion temporaire. Atrophie cutanée.
Croissance exagérée des poils, des follets des ongles.
Lésions squameuses et séborrhéiques du cuir chevelu.
Lésions de la face. Squames. Dilatation vasculaire. Erythrodermie.
Hyperhydrose palmaire (serait parfois le phénomène initial?).
Parakératose se traduisant par le gonflement facile de -la substance cornée par l'eau.
Lésions de la face et du cou.
Alopécie +.
Adénopathies.

Symptomes communs à ces dermatoses. Ces symptômes se combinent diversement pour donner leurs variétés Les plus rares sont indiqués par le signe +.

Akantholyse. Friabilité de l'épiderme. Bulles traumatiques +.

Symptôme particulier à la variété bulleuse.

Si l'on compare à ces symptômes ceux de l'*ichthyose valgaire*, les différences apparaissent avec la plus grande évidence. Absence d'érythrodermies dans l'ichthyose vulgaire, les squames adhèrent par leurs bords presque autant qu'à leur centre et sont difficiles à détacher. Les plis articulaires sont respectés, surtout du côté de la flexion. La sécheresse des téguments est absolue, en particulier celle de la paume de la main; dans les hyperépidermotrophies, l'hyperhydrose palmaire est un des phénomènes les plus constants, et il y a souvent hyperhydrose faciale.

La kératodermie palmaire et plantaire n'existe pas dans l'ichthyose ou du moins elle est aussi atténuée dans ce cas qu'exagérée dans les hyperépidermotrophies. L'ichthyose respecte la face
qu'envahit l'érythrodermie ichthyosiforme de Brocq. L'ichthyose
a peu de poils et peu de cheveux au contraire de l'hyperépidermotrophie. Il n'y a pas dans l'ichthyose d'atrophies ni de sclérodermie.

Nous pouvons donc affirmer qu'il n'y a rien de commun, du
moins en clinique, entre ces deux variétés de dermatoses.

La *desquamation lamelleuse des nouveau-nés* est une entité
morbide spéciale qui a sans doute des rapports avec les altérations congénitales que nous étudions, mais rien n'autorise à les
assimiler avec elle.

L'*ichthyose fœtale* est le nœud de la question. L'hyperépidermotrophie de Vidal est-elle de l'ichthyose fœtale ? Nous n'hési-
tons pas à répondre que non. Que l'on se reporte au tableau de
cette affection que nous avons donné plus haut, d'après M. Thibierge, on verra que les lésions systématiques de l'érythrodermie
congénitale ichthyosiforme n'ont rien de comparable avec la lésion totale, partout égale à elle-même et indépendante de toute
systématisation anatomique qu'est le kératome diffus malin congénital. Qu'il y ait entre les deux affections des traits de passage, et que l'on regarde les observations de MM. Hallopeau et
Watelet, Sherwell, Mamning, etc., comme constituant ces faits
intermédiaires, cela est possible, mais les faits de passage mis à
part, puisqu'ils ne peuvent être par leur nature même rangés
dans une classe plutôt que dans l'autre, l'érythrodermie congénitale ichthyosiforme reste absolument indépendante du kératome malin diffus congénital.

Pouvons-nous regarder la maladie de Vidal-Brocq comme une
variété anormale du *pityriasis rubra pilaire* ? Il suffit de se rappeler l'observation primitive de Vidal, pour voir que ce diagnostic
est en effet discutable, et peu après la publication de l'observation

de Vidal, M. Du Castel (1) présentait à la Société de dermatologie un cas qu'il identifiait au pityriasis rubra pilaire, et qu'il déclarait être absolument analogue à l'hyperépidermotrophie de Vidal.

Cependant le pityriasis rubra, bien que commençant le plus souvent dans l'enfance, n'est pas congénital comme l'hyperépidermotrophie ; l'un de ses caractères essentiels : l'existence d'aspérités circumpilaires, manque absolument dans l'hyperépidermotrophie. Les altérations des ongles y sont rares, elles sont à un degré variable la règle dans le pityriasis rubra pilaire. L'existence d'une variété de l'hyperépidermotrophie qui s'accompagne de formations bulleuses, et qui dans tout le reste de ses symptômes est analogue à la variété sans bulles, éloigne encore les hyperépidermotrophies du pityriasis rubra pilaire.

La variété bulleuse est-elle à rapprocher des *pemphigus infantiles*? De l'*érythrodermie exfoliatrice du type Ritter*? A-t-elle quelques rapports avec les altérations exfoliantes des enfants syphilitiques qui naissent avec un épiderme « bouilli », suivant l'expression de Vidal ?

En ce qui concerne le *pemphigus neonatorum*, aucun doute n'est possible. Il s'agit d'un type clinique complètement distinct, d'une affection aujourd'hui regardée comme contagieuse, et dont l'évolution juge d'emblée la nature.

Pour les *érythodermies exfoliantes des nouveau-nés*, la question est toute différente et le problème ne saurait être résolu en quelques mots. Il y a en effet deux classes bien différentes d'érythrodermies exfoliantes des nouveau-nés. L'*une* contient toutes les lésions acquises ou congénitales, secondaires à un état morbide du fœtus d'ordre infectieux ou autotoxique encore indéterminé ; le type de ces dermatites exfoliatrices des nouveau-nés nous est fourni par la maladie de Ritter von Rittershain, et par les desquamations, à vrai dire encore bien peu connues, qui sui-

(1) Du Castel, Pityriasis rubra. *Soc. de dermatologie et de syphiligraphie*, séance du 10 décembre 1892.

vent l'infection scarlatineuse du fœtus par une mère près d'accoucher. Un exemple est fourni par une observation de Pagliari (1), dans laquelle il s'agissait probablement d'une intoxication du fœtus par la mère ou d'une auto-intoxication fœtale.

- Mais ce cas de Pagliari est susceptible encore d'une autre interprétation, et il est inutile à l'heure actuelle d'essayer la classification de ces cas.

Dans la seconde variété des dermatites exfoliatrices infantiles, il existe sans doute des faits d'exfoliation relevant d'une anomalie de formation épidermique, d'une variété d'akantholyse, mais les dermatites exfoliatrices idiopathiques congénitales généralisées sont encore à créer. Elles doivent exister, car l'épidermolyse bulleuse dont nous nous occuperons bientôt n'est qu'une variété le plus souvent très localisée de ces états congénitaux dont la généralisation n'a, théoriquement au moins, rien que de très possible.

Les cas où les formations bulleuses d'origine congénitale existaient sur tout le corps sont assez nombreux, et ces cas forment la transition entre l'épidermolyse bulleuse commune et la dermatite exfoliatrice congénitale généralisée d'origine embryogénique, dont l'existence sera, disions-nous, démontrée. D'un autre côté, les faits d'akantholyse accompagnant les érythrodermies avec hyperépidermothropie de Vidal-Brocq, forment la transition naturelle vers les lésions de l'épidermolyse bulleuse dont elles occupent d'ailleurs souvent le siège de prédilection.

Quant aux lésions exfoliatrices que cause la syphilis, elles n'ont d'intérêt que celui d'une étiologie rare sans doute, imprécise encore, et certainement limitée à un petit nombre de faits particuliers, la syphilis n'intervenant ici que comme cause d'intoxication au même titre que toute autre infection ou que toute autre viciation du régime trophique de l'organisme.

(1) PAGLIARI, Sopra un caso di dermatitis exfoliativa neonatorum. La *Pediatria*, novembre 1897.

CHAPITRE VI

Lésions congénitales à prédominance symptomatologique bulleuse. Akantholyse.

ÉPIDERMOLYSE BULLEUSE ET SES DÉRIVÉS

Nous venions de terminer ce travail quand a paru le troisième volume de la *Pratique dermatologique*. Dans un article d'ensemble sur le *Pemphigus* M. Brocq reprend la question de l'épidermolyse bulleuse et du pemphigus successif à kystes épidermiques. Il fait de ces dermatoses deux variétés, deux subdivisions du *pemphigus traumatique* et nous trouvons dans son article l'assimilation de la dermatose bulleuse héréditaire et traumatique de Hallopeau, du pemphigus successif qu'il avait décrit et de l'épidermolyse bulleuse compliquée des auteurs étrangers.

Nous remarquerons que notre maître est arrivé à des conclusions analogues à celles que nous devions tirer de la lecture des faits et nous citerons deux de ses phrases qui nous intéressent particulièrement puisque l'analyse des observations nous a conduit à des réflexions analogues. A propos des variétés qui s'accompagnent de sensations de brûlure ou de cuisson, M. Brocq écrit :

« Ces faits sont alors extrêmement voisins de certaines formes circonscrites, avec production de cicatrices et de kystes épidermiques, des dermatites polymorphes douloureuses. »

Plus loin nous trouvons encore cette phrase que nous sommes heureux de pouvoir citer :

« Quelles sont les relations de ce type morbide avec..... ceux qui ont été publiés çà et là sous des noms divers, hyperépidermotrophie, ichthyose congénitale, ichthyose congénitale avec bulles, pemphigus foliacé congénital, etc. ? »

Nous avons donc dans les idées de notre maître la confirmation de ce que nous allons avancer et nous ne saurions mieux faire que nous appuyer de son autorité.

*
* *

Nous arrivons naturellement, par l'intermédiaire de ces formations bulleuses, au pemphigus successif congénital à kystes épidermiques de Brocq, à l'épidermolyse bulleuse héréditaire et à la dermatite bulleuse héréditaire et traumatique, cicatricielle et à kystes épidermiques de M. Hallopeau. Une question préjudicielle se pose. Ces diverses dénominations correspondent-elles à trois variétés de lésions dissemblables, sont-elles au contraire appliquées à la même affection ou à deux affections ?

Nous comparerons d'abord entre eux le pemphigus successif à kystes épidermiques de Brocq et l'épidermolyse bulleuse héréditaire de Köbner. Nous voudrions citer les textes *in extenso* mais cela nous entraînerait trop loin. Voici cependant celui de M. Brocq (1).

Pemphigus successif à kystes épidermiques de Brocq. — « Les malades qui sont atteints de cette dermatose ont, dès leur naissance (deux fois sur trois cas observés), en certains points du corps, presque toujours les mêmes chez le même sujet, des éruptions successives de bulles discrètes, peu nombreuses irrégulières de forme, transparentes, citrines, plus souvent un peu

____

(1) L. Brocq, *Traitement des maladies de la peau*, 1892, deuxième édition, p. 610.

rougeâtres, parfois hémorrhagiques. Elles se produisent sous la moindre douleur. Après avoir persisté pendant un certain temps, elles disparaissent en laissant aux points qu'elles occupaient une surface rouge parsemée de petits points blanchâtres multiples de la grosseur d'une tête d'épingle et ressemblant au premier abord à de toutes petites pustules ou à des perles. Quand on déchire l'épiderme, on voit que ces points sont constitués par une matière blanchâtre solide, épidermique et sébacée.

Les régions le plus souvent intéressées sont les mains, la face, les bras et les avant-bras, les jambes, mais le reste du corps peut être envahi. Les téguments sur lesquels ces lésions se produisent d'une manière habituelle sont rouges, lisses, profondément modifiés, parfois cicatriciels, parfois un peu squameux, et parsemés des perles épidermiques que nous venons de signaler.

J'ai vu, dans un cas où la muqueuse nasale était atteinte, survenir assez fréquemment des épistaxis. Cette tendance aux légères hémorrhagies au niveau des bulles semble être un des caractères de l'affection. »

Les malades d'après lesquels M. Brocq a établi le tableau morbide de l'affection appartiennent l'un à Vidal (1), le second à M. Hallopeau (2), le troisième à M. Besnier (3).

Épidermolyse bulleuse à forme non compliquée. — L'épidermolyse bulleuse des auteurs étrangers a des caractères superposables au pemphigus successif à kystes épidermiques : l'épidermolyse bulleuse est le plus souvent héréditaire, elle est caractérisée surtout par la formation de bulles sous l'influence des traumatismes les plus légers. L'affection se manifeste le plus souvent immédiatement après la naissance, mais elle apparaît

(1) Vidal, Lésions trophiques d'origine congénitale à marche progressive. *Annales de dermatologie et de syphiligraphie*, 1889, p. 577.

(2) Hallopeau, Dermatite bulleuse infantile avec cicatrices indélébiles et kystes épidermiques. *Annales de dermatologie et de syphiligraphie*, 1890, p. 414.

(3) Besnier, Ichthyose à poussées bulleuses. *Annales de dermatologie et de syphiligraphie*, 1889, p. 578.

encore dans le cours des deux premières années. Elle se poursuit pendant toute l'existence, l'établissement des règles la modifie parfois un peu. Les bulles se forment surtout, ou même exclusivement, pendant l'été, elles peuvent se produire en tous les points où la peau est exposée à un traumatisme, elles demeurent souvent limitées aux mains et aux pieds, et l'hyperhydrose palmaire et plantaire s'observe fréquemment au cours de l'affection.

A la suite du traumatisme il se produit aux points atteints une tache érythémateuse rarement accompagnée dans la forme simple de sensations, de démangeaison et de brûlure ; après un temps variable apparaît une bulle tendue, entourée d'un halo rouge, la bulle est parfois le siège de quelques sensations subjectives pénibles ; souvent elle devient hémorrhagique. Les bulles se dessèchent en deux ou trois jours. Elles ne s'accompagnent d'aucune cicatrice, mais elles peuvent laisser une macule pigmentée ; dans cette forme simple il n'y a pas de kystes épidermiques.

D'après les descriptions que nous venons de donner, l'épidermolyse bulleuse et le pemphigus successif à kystes épidermiques sont donc très proches parents, aux kystes épidermiques et aux cicatrices près.

Épidermolyse bulleuse à forme compliquée. — Si l'on se reporte à l'observation de Vidal, la question se complique un peu, car on y trouve non seulement des kystes épidermiques, mais la peau dans son ensemble est plus plissée que normalement. Il y a des altérations des ongles, qui sont épaissis, rétrécis et dont la forme rappelle la serre ou le bec du perroquet. Quelques ongles sont tombés et ont repoussé. Les taches érythémateuses des coudes, des genoux, des articulations tibio-tarsiennes sont congénitales au même titre que l'onychogryphose. La maladie s'est manifestée dans le premier mois de l'existence par une éruption bulleuse.

Nous sommes donc ici en présence de l'une de ces formes que

l'existence de troubles trophiques des ongles, de kystes épidermiques rapprochent des cas publiés par M. Hallopeau sous le
nom de dermatose bulleuse héréditaire et traumatique cicatricielle, à kystes épidermiques. Le premier cas publié par cet auteur se rapporte à cette variété et est un cas très analogue.

Cette variété de cette dermatose qui a été séparée par M. Hallopeau du pemphigus successif à kystes épidermiques et de
l'épidermolyse bulleuse et qu'il a désignée sous le titre : dermatose bulleuse congénitale avec cicatrices indélébiles, kystes
épidermiques et manifestations buccales, se confond avec un
grand nombre de cas qui ont été publiés à l'étranger sous le
nom d'épidermolyse bulleuse. D'autre part, il semble bien en
étudiant ces faits qu'un certain nombre d'entre eux ont des
caractères qui pourraient permettre de les rapprocher des érythrodermies ichthyosiformes congénitales de médiocre intensité,
mais de type un peu dévié. D'autres encore se rapprochent de
la maladie de Duhring-Brocq commençant dans l'enfance : on y
trouve des symptômes douloureux dès le début, des sensations
prurigineuses violentes, ces symptômes sont à peu près constamment absents dans l'épidermolyse bulleuse ; dans le cas d'Augagneur (1) en particulier, la nature de l'affection est quelque
peu douteuse. « La caractéristique de l'affection, dit cet auteur,
est le polymorphisme des lésions évoluées : croûtes, bulles,
macules, érythème, desquamation furfuracée, prurit, douleurs
intenses, sensations de piqûre et de brûlure ». Il n'y a dans le
cas d'Augagneur aucune localisation spéciale comme il arrive si
souvent dans l'épidermolyse bulleuse. Les poussées successives,
l'absence de la notion d'hérédité le rapprochent encore des dermatites polymorphes douloureuses qui peuvent évoluer dès la
plus tendre enfance et qu'Unna a décrites sous le nom d'hydroa puerorum.

(1) Augagneur. Un cas de dermatite bulleuse et congénitale. *Annales de dermatologie et de syphiligraphie*, 1897, p. 665.

Nous avons choisi ce cas pour en faire un exemple, mais il en est quelques autres qui seraient passibles des mêmes objections. Il faut donc, semble-t-il, chercher un critérium qui permette d'éliminer plus aisément du groupe de l'épidermolyse bulleuse compliquée les dermatoses objectivement analogues qu'on en pourrait rapprocher. Cette réserve s'applique à la forme fruste de M. Hallopeau (1) dont cet auteur écrit :

« Seule la forme fruste peut être méconue, chez les malades présentant des dystrophies unguéales ainsi que des altérations érythémateuses, squameuses et atrophiques du côté des extrémités et au niveau des grandes articulations. L'étude des commémoratifs permet de reconnaître qu'il s'est produit antérieurement des éruptions bulleuses ; il y aura lieu de rechercher si celles-ci ne peuvent pas avoir fait défaut et s'il n'y a pas de faits qui ont été frustes d'emblée au lieu de le demeurer secondairement comme celui de Vidal et l'un des nôtres. »

Nous ne pouvons avec certitude étendre l'appréciation à des cas semblables; nous ferons seulement remarquer qu'il semble bien difficile, quand on a si peu d'éléments pour asseoir un diagnostic, de le faire avec quelque sécurité. Comme nous le disions plus haut, le critérium nécessaire et suffisant manquera bien souvent et des confusions regrettables en seront le résultat. Ici encore il faut se défier des faits de passage. Or nous nous approchons aisément quand il s'agit de ces dermatoses congénitales des limites des territoires pathologiques, et ces limites franchies, aucun guide n'existe plus pour nous servir dans la voie du diagnostic.

Nous conclurons donc seulement en ce qui concerne l'épidermolyse bulleuse que les cas typiques se manifestent par des lésions localisées, symétriques, évoluant par poussées, le plus souvent caractérisées par l'existence de bulles se développant sous l'influence du traumatisme et devenant facilement

---

(1) Nouvelle note sur la dermatose bulleuse héréditaire et traumatique. *Annales de dermatologie et de syphiligraphie*, 1898, p. 721.

hémorrhagiques, *ne laissant pas de cicatrices. La maladie est héréditaire et congénitale* et s'accompagne très ordinairement d'hyperhydrose.

A côté de ces lésions assez nettement caractérisées il existe une variété de dermatoses bulleuses congénitales, héréditaires, traumatiques s'accompagnant parfois de phénomènes tels que : éruptions bulleuses généralisées à poussées successives, absence de tous les ongles, alopécie, atrophie des téguments, rétractions ; le tout évoluant comme dans le cas d'Hoffmann (1) depuis la naissance ; s'accompagnant d'autres fois de lésions buccales, de desquamations pityriasiques, ou même, se produisant dans une peau d'apparence kératodermique ou ichthyosique, laissant des cicatrices à kystes miliaires, des atrophies digitales, des malformations ou des déformations unguéales comme dans le cas de Duhring (2). Rappelant donc dans quelques cas les érythrodermies congénitales ichthyosiformes à poussées bulleuses de Vidal-Brocq, de telle sorte que la prudence la plus grande est nécessaire dans la classification de ces lésions et que si nous n'avions pas posé comme principe qu'il faut se garder de glisser sur la pente des transitions, nous serions en danger de ne plus reconnaître aucune des entités morbides fondamentales dont nous nous sommes occupés au cours de ce travail.

Ces réserves étant faites les observations d'épidermolyse bulleuse qui ont été publiées se divisent nettement en deux groupes. Dans le premier, le plus simplement caractérisé, dont les cas publiés par Goldscheider, Valentin, Köbner, Joseph Bonaiuti, Colombini, T. Fox, Mon Joseph (3), sont des exemples, les bulles apparaissent surtout au voisinage des plis articulaires, au poignet, au genou, au voisinage du cou-de-pied, sous l'influence de

(1) HOFFMANN, Hereditäre Anlage zu traumatischer Blosenbildung oder hereditärechronischer Pemphigus. *Münch. Med. Woch.*, n° 4, 1895.

(2) Ichthyosis mit pemphigoiden Eruptionen. *Monatshefte für praktische Dermatologie*, 1892, t. II, p. 608.

(3) Voir pour ces faits l'index bibliographique.

traumatismes même légers. Leur contenu devient fréquemment hémorrhagique. Ces éruptions bulleuses peuvent se former encore en d'autres points du corps, là surtout où la peau est en rapport avec un plan osseux. La bulle se rompt bientôt, sèche en 48 heures, et la croûte formée tombe en quelques jours. Ces lésions s'accompagnent dans les points frappés au maximum d'un plissement spécial de la peau avec pigmentation de la région. Ce fait est fréquent au voisinage des articulations.

Les poussées bulleuses se produisent au maximum en été chez le plus grand nombre des sujets, mais elles ne cessent pas complètement en hiver. Elles s'accompagnent d'une hyperhydrose intense et évoluent souvent avec un prurit plus ou moins accentué. L'affection est héréditaire et apparaît dès la naissance. *Elle évolue sans laisser de cicatrices, ne produit pas de lésions des muqueuses et des ongles*, ne laisse pas de kystes épidermiques.

La seconde forme au contraire s'accompagne de tous ces accidents secondaires et fréquemment même elle paraît intéresser la peau dans son ensemble : tel était le cas dans l'observation de M. Besnier, dans l'observation de Vidal, dans la première observation de M. Hallopeau.

Durhing (1) dans son observation décrit l'envahissement progressif du corps, lésions cicatricielles du cuir chevelu, note la *croissance de cheveux abondants,* l'existence surtout de corps de cicatrices à kystes épidermiques. La *peau* qui n'est pas cicatricielle est d'un jaune grisâtre sale, fortement pigmentée, *rugueuse*, un peu épaissie, elle subit une *desquamation pityriasique*. Les extrémités sont particulièrement intéressées, surtout la région des coudes, la face antérieure des genoux, la peau y est ridée, cicatricielle. Les dernières phalanges des doigts sont avec l'ongle épaissies, l'index est atrophique. Les ongles sont presque

---

(1) Ichthyosis mit pemphigoïden Eruptionen. *Monatshefte für prakt. Derm.*, 1892, t. II, p. 608.

disparus, ce qui en reste est complètement déformé. Il y a des lésions dans la bouche.

Dans les deux observations de Rona (1) :

Chute des ongles peu après la naissance, nombreuses plaques éruptives avec bulles, excoriations, cicatrices, plissement, etc. Atrophie de la peau du dos de la main. A la voûte palatine élevure de la grosseur d'un pois à celle d'un grain de millet : probablement des kystes épidermiques. Pendant le séjour à l'hôpital formations bulleuses dans la bouche. Dans le second cas de Rona, mêmes lésions buccales, mêmes lésions cutanées.

Dans l'observation de Bettmann (2) des bulles se produisent à la langue et aux joues immédiatement après le repas, et l'auteur signale l'existence d'une leucoplasie qui n'est sans doute que le réseau cicatriciel consécutif à ces formations bulleuses.

Herzfeld (3) a publié un fait remarquable par l'atrophie de la peau des mains : la peau y est violacée, mince, atrophique, fortement ridée ; du côté palmaire elle est si tendue que le dessin des plis et des sillons ne s'y distingue plus. Les plus grands plis sont élargis et recouverts d'une peau amincie, fissurée même au niveau des articulations des doigts. La *rétraction de la peau* en ces points est si forte que l'extension complète des doigts est impossible. Aux coudes, aux genoux, sur la partie centrale du visage la peau est amincie, violacée et subit une exfoliation pityriasique. L'hyperhydrose palmaire est intense. Les autres symptômes sont ceux que l'on observe toujours dans les cas bien caractérisés.

(1) Zweier Fälle einer mit Epidermolysis bullosa, konsekutiver Hautatrophie Epidermiscysten, und Nogelverkrummerung einhergehenden Hautatrophie. *Archiv für Derm. u. Syph.*, Bd 50, H. 3.

(2) Ueber die dystrophische Form der Epidermolysis bullosa hereditaria *Archiv f. Derm. u. Syph.*, Bd 55, H. 3, 1901.

(3) HERZFELD, Ueber Epidermolysis bullosa hereditaria, *Berlin. klinisch. Woch.*, 1893, n° 34.

Les lésions buccales se retrouvent encore dans le cas de Blümer (1), ici elles sont d'autant plus intéressantes que le malade n'a plus aucune dent.

Nous pourrions citer plusieurs autres observations du même ordre; ce que nous avons dit suffit pour démontrer tout au moins l'existence de deux grandes variétés morbides dans l'épidermolyse bulleuse héréditaire et nous permet d'insister en même temps sur certains points particuliers.

Les régions articulaires sont prises avec prédilection, les poussées bulleuses s'y font comme elles se font dans l'érythrodermie congénitale ichthyosiforme bulleuse. Dans quelques cas la peau desquame dans son ensemble, elle a un aspect rugueux, pigmenté, ichthyosiforme. Les mains sont fréquemment envahies elles présentent parfois de l'atrophie et de l'épaississement avec rétraction de toute la surface palmaire, sans qu'il puisse s'agir de la maladie de Dupuytren. L'hyperhydose palmaire est presque la règle, or tous ces derniers phénomènes se retrouvent dans les *érythrodermies de Brocq compliquées de lésions palmaires*. Le visage lui-même et le cuir chevelu n'échappent pas toujours à la lésion. Enfin la dominante symptomatique qui nous est fournie par la formation traumatique des bulles dans l'ensemble des cas rappelle l'akantholyse de la dermatose de Vidal-Brocq et est très comparable à la friabilité épidermique que nous avons notée dans celle-ci.

Nous ne voulons cependant pas en déduire que les deux dermatoses soient analogues; loin de là, nous voulons seulement faire remarquer *qu'il y a, dans ces deux états d'origine embryonnaire ou fœtale une commune disposition de la peau : la friabilité remarquable du stratum mucosum,* et que l'on trouvera certainement dans l'avenir non seulement des faits de passage nets, mais encore des cas où il sera difficile de dire s'il

(1) Hereditäre Neigung zu traumatischer Blasenbildung (Epidermolysis bullosa hereditaria). *Archiv für Dermat. u. Syph.*, Ergangungsheft II, 1892.

faut diagnostiquer l'épidermolyse bulleuse ou une lésion voisine des érythrodermies congénitales ichthyosiformes.

Conclusion. — Une conclusion s'impose donc en ce qui concerne l'épidermolyse bulleuse et les lésions qui en ont été rapprochées.

1° Il y a au moins deux types morbides dans les observations décrites à l'étranger sous le nom d'épidermolyse bulleuse.

Ces deux types ne sont eux-mêmes que les variétés d'une espèce morbide des dermatoses d'origine congénitale et héréditaire.

1° Le premier type est constitué par l'épidermolyse bulleuse simple, non compliquée sans cicatrices;

2° Le second type est constitué par les formes compliquées de l'épidermolyse bulleuse, avec cicatrices, atrophies, etc.

Ce second type lui-même n'a pas de limites nettes. Pour peu que l'on étudie les cas qui en ont été publiés, on trouve des faits de passage évidents vers une forme objective rappelant la dermatite polymorphe douloureuse infantile, mais surtout vers les lésions ichthyosiformes et vers les érythrodermies congénitales ichthyosiformes. Ces faits sont la confirmation absolue des idées de M. Brocq que nous avons reproduites en tête de ce chapitre.

CONCLUSIONS ET CLASSIFICATION

On a fait du terme ichthyose l'abus le moins justifié : on a rapproché des ichthyoses vulgaires des variétés de dermatoses congénitales qui n'ont avec elle que les rapports grossiers de l'hyperkératose des téguments.

Le travail que nous venons de terminer montrera, croyons-nous, après ceux de Vidal et Brocq, qu'il y a un groupe d'affections, les parichthyoses de Besnier, qui n'ont rien de commun avec l'ichthyose vulgaire et avec le kératome malin diffus congénital. Il montrera, en outre, que les rapports sont beaucoup plus intimes et plus caractéristiques entre ce groupe des lésions généralisées d'origine congénitale, et les formes localisées que nous avons décrites au début de cette étude, qu'entre ces mêmes érythrodermies congénitales ichthyosiformes et l'ichthyose vulgaire.

Quant aux faits de passage ils existent ici plus que partout ailleurs, et si l'on en veut tenir compte dans la classification, il ne faut pas perdre de vue l'existence des types morbides fort divers entre lesquels ils viennent s'intercaler. Sans ces jalons on s'égare inévitablement dans la confusion des symptômes.

C'est ainsi que beaucoup d'auteurs ont regardé les kérato-dermies palmaires et plantaires, congénitales symétriques, les érythrodermies congénitales ichthyosiformes, la kératose pilaire, le kératome malin diffus congénital comme autant de variétés d'hyperkératose dépendant de l'ichthyose. C'est à ces dermatoses que nous avons emprunté beaucoup des observations que l'on a pu lire, et que leurs auteurs avaient regardées comme des ichthyoses en se plaçant au point de vue clinique.

D'autres auteurs au contraire ont cru trouver dans l'anatomie pathologique de ces affections, et en particulier dans l'anatomie pathologique des lésions épidermiques, un critérium suffisant de différenciation ou de rapprochement de ces diverses dermatoses congénitales. En réalité, il ne semble pas que la formule de classification puisse être donnée par telle ou telle lésion épidermique ou conjonctivo-vasculaire. Ces lésions élémentaires ne sont pour ainsi dire que les lettres d'un alphabet qui n'ont aucune signification par elles-mêmes et dont l'assemblage seul prend un sens. Mais de même que les combinaisons cliniques sont aussi multipliées qu'on le peut imaginer, les combinaisons anatomo-pathologiques varient dans une large mesure.

Ces termes qui composent les entités morbides résultant de vices de l'évolution embryologique ou fœtale portent : 1° sur l'épithélium commun et donnent naissance aux variétés multiples des dyskératoses ; 2° sur les glandes dont l'évolution est arrêtée à un stade quelconque de leur formation ; 3° sur les phanères qui subissent les mêmes troubles de kératinisation et d'évolution ; 4° sur le chorion dont le réseau élastique ou le tissu conjonctif commun peuvent manquer ou être insuffisants ; 5° sur les vaisseaux dont les parois subissent de variables dysplasies. Ces termes varient donc avec l'époque de la vie embryonnaire pendant laquelle se produit l'action pathogène : tantôt les glandes, tantôt les phanères ou l'épithélium, tantôt les vaisseaux ou le tissu conjonctif sont frappés avec prédilection. Mais l'action pathogène peut exercer son influence une seule fois ou la réitérer ou la poursuivre, tout autant de vices de formation de la peau en résultent, différents les uns des autres. Le facteur de la localisation de l'agent pathogène entre en jeu pour compliquer encore le syndrome morbide : ici les plis articulaires sont frappés parce qu'ils sont en pleine transformation au moment de l'action pathogène, là le système des phanères du cuir chevelu, des membres ou de la face est atteint. En d'autres cas, les glandes sudoripares sont seules affectées par la déviation du processus formateur. Et tout cela n'est rien encore, car il faut tenir compte en outre des prédispositions individuelles, des prédispositions locales pour un individu donné et enfin, dernier terme, mais non le moins important : la nature du poison ou de l'influence tératogène héréditaire orientent le processus dans un sens variable.

La complexité de ces processus est donc infinie et les possibilités morbides sont théoriquement et en fait les multiples des nombres élémentaires qui entrent dans leur constitution.

Il serait inutile de chercher à les grouper et à les classer s'il ne se trouvait que, certaines constituantes du système morbide reparaissent dans un très grand nombre de variétés des dermatoses congénitales et s'il ne se trouvait que, par leur importance symptomatique même, ces lésions fassent s'effacer, pour ainsi dire, les symptômes secondaires qui se groupent autour d'elles.

C'est ainsi que se sont peu à peu constitués les termes généralement admis aujourd'hui de la division des lésions congénitales, et c'est pour cette raison aussi que nous avons pu chercher dans ces affections, après nos maîtres, des termes qui permettent la création de groupes nouveaux, et en essayer la classification.

Aucune classification ne saurait tenir compte de tous les facteurs que nous venons d'indiquer et pour cette raison les classifications, bonnes au point de vue didactique, demeurent quelque peu vaines au point de vue scientifique ; la transition est insensible entre les faits, et ce n'est qu'en considérant les termes extrêmes des dermatoses que l'on peut établir leurs séries. Aussi la classification quelle qu'elle soit n'est-elle qu'une ébauche d'ordre applicable seulement, dans le sens où son auteur le comprend, au groupement des dermatoses congénitales.

La classification pathogénique qui serait supérieure à toutes paraît impossible à tenter parce que la pathogénie elle-même comporte de multiples facteurs.

Voici le tableau auquel nous avons cru pouvoir nous arrêter en tenant compte des dominantes symptomatiques propres à chaque cas particulier.

Classification des dermatoses congénitales d'après la lésion tégumentaire prédominante (1).

I. Lésion exclusive ou prédominante des phanères.	α Cuir chevelu.	Alopécie congénitale : 1° totale. — 2° partielle. Kératose pilaire. Monilethrix.	Ziegler, J. Hatkins, Schede.
	β Membres. γ Extrémités. δ Ensemble du tégument.	Kératose pilaire. Dystrophies unguéales. Dystrophies pilaires.	Montgomery, Forchheimer. Danlos, Lesser, Pinkus, Bonnet.
	ε Lésions glandulaires locales.	Sudoripares. Hyperhydrose. Sébacées.	Novello, Ollivier.
	η Lésions associées de diverses phanères.		Lejeard, White, Nicolle et Hallipré.
II. Lésions épithéliales pures.	α Généralisées.	Exfoliation des nouveau-nés : 1° physiologique ? 2° desquamation lamelleuse. } Lésions épitrichiales ?	Grass et Torok, Hallopeau, Watelet, Bowen.
	β Localisées.	Ichthyoses vulgaires superficielles. Kératodermies symétriques des extrémités.	
III. Lésions associées de l'épithélium des phanères et glandes.	α Lésions presque toujours locales.	Kératodermies palmaires et plantaires. Hyperkératoses des plis. Hyperkératoses. Hyperhydrose. Alopécie. Séborrhée. Onychoses. } Ces lésions s'associent très diversement entre elles.	Mal de Méléda, Hallopeau, Claisse, De Amicis, Hébra. Lenglet, etc.
	β Généralisées.	Lésions ichthyosiformes associées à des lésions glandulaires.	Goldscheider.
IV. Lésions associées de l'épithélium et des vaisseaux.	α Lésions presque toujours locales.	Exfoliation et hyperkératoses avec érythrodermie. Epidermo'yse bulleuse.	Du Castel et Baudouin, Millard, Ravogli, Pendred, Heuss, etc. Blümer, Columbini, Kobner, etc.
	β Lésions généralisées.	Erythrodermies exfoliatrices congénitales, le plus souvent infectieuses.	Ballantyne et Millégan.
V. Lésions associées de l'épithélium des vaisseaux, des phanères et des glandes.	α Lésions presque généralisées.	1° Pemphigus successif et formes compliquées de l'épidermolyse bulleuse. 3° Erythrodermies congénitales ichthyosiformes de Brocq. α { 1° avec bulles. 2° sans bulles. β { 1° avec lésion palmaire et plantaire. 2° sans lésion palmaire et plantaire. } γ { 1° avec alopécie. 2° avec hypotrichose ou poils normaux. } Et les combinaisons de ces facteurs.	Hallopeau, Vidal, Bettmann, Brocq, Besnier, Herzfeld, Hoffmann, Ledermann, Nielsen, Rona, etc. Vidal, Brocq, Carini, Giovannini, Thibierge, Glawtsche, Neuburger, Rasch, Rona. Sangster, Hallopeau, Jeanselme. Elliot, etc.
VI. Tératomes.	α Généralisés.	Kératome malin diffus congénital (ichthyose fœtale).	
	β Localisés.	Tumeurs congénitales de la peau.	
VII. Aplasies.	α Atrophie cutanée partielle ou totale avec ou sans lésion du squelette.		Audry, Dalous, Csatkai, Auber, Pospelow, Taendlau.

(1) Les noms des auteurs indiqués dans ce tableau correspondent aux indications bibliographiques que l'on peut trouver dans ce travail.

INDEX BIBLIOGRAPHIQUE (1)

Adrian. — Dermatolysis bullosa. *Deutsche Dermat. Gesellsch.* Analysé in *Annales de Dermatologie et de Syphiligraphie,* 1899, p. 425.

Amicis. — Ueber einen seltenen Fall von Hystricismus mit universeller Seborrhœ. *Vierteljahresschrift f. Derm. u. Syph.,* 1885, p. 320, t. XVII. Extrait de *Giornale ital. della malattie ven. e della pelle,* 1884, p. 6.

Amicis. — Due casi di cheratoma familiare congenito della extremita. *Atti della societa ital. di dermatologia e sifilographia,* t. III, p. 154.

Audry. — Rapports de la kératose pilaire et de l'ichthyose. *Comptes rendus de la Clinique dermato-syph.* de Toulouse, 1893, p. 94, fs. 2.

Audry. — Alopécie congénitale. *Journal des maladies cutanées et syphilitiques,* 1898.

Azua. — Un caso di keratodermias simetricas congenitas y hereditarias. Revista clinica de los hospitales. Madrid, 1891, p. 38. *Annales de Derm. et Syph.,* 1892, p. 871.

Ballantyne et **Milligan.** — Scarlatine des femmes enceintes avec infection du fœtus. *Edinburgh medical Journal,* juillet 1893. Analysé dans *Monatshefte f. prak. Derm.,* 1894, t. II, p. 290.

Bar. — Moulage d'un fœtus atteint d'ichthyose fœtale. *Annales de Derm. et de Syph.,* 1892, p. 177.

Bazin. — *Leçons théoriques et cliniques sur les affections cutanées artificielles.* Paris, 1862, p. 464 et suiv.

Besnier et **A. Doyon.** — Traduction du TRAITÉ de KAPOSI (passim).

Bettmann. — Ueber die dystrophische Form der Epidermolysis bullosa hereditaria. *Archiv f. Derm. u. Syph.,* 1901, t. LV, p. 323.

Billard. — Sur une alopécie ichthyosique. *Journal des mal. cut. et syphil.,* 1897, p. 193.

Blaschko. — A propos d'un cas d'ichthyose. Dermatologische Vereinigung zu Berlin. *Monatsh. f. prakt. Derm.,* 1894, t. II, p. 31.

Blümer. — Hereditäre Neigung zu traumatischer Blasenbildung (Epidermolysis bullosa hereditaria). *Arch. f. Dermat. u. Syph.,* Ergänzungsheft II, 1892.

Bonaiuti. — Contribution à l'étude de l'épidermolyse bulleuse héréditaire de Köbner. *Morgagni,* 1890, n° 12. Analysé dans *Monatsh. f. prak. Derm.,* t. I, 1893, p. 324.

Bonnet. — Ueber angeborene Anomalien der Behaarung-Sitzungsberichte der Würz-

(1) Cet index ne comprend que les noms des auteurs non cités dans le cours du travail.

burger phys. med. Gesellschaft, 1889. Analysé dans *Monat. f. prak. Derm.*, 1890, t. I, p. 241.

Bowen. — Congenital bullous dermatitis with epidermic cysts. *Journal of cut. a. gen. ur. diseases*, juin 1898, p. 253.

Bowen. — La couche épitrichiale de l'épiderme et ses relations avec l'ichthyose congénitale. Soc. amér. de Dermat. *Congrès de Montréal*, sept. 1895. *Monats. f. prak. Derm.*, t. I, p. 200, 1896.

Brocq. — *Traitement des maladies de la peau.* Paris, 1892, p. 609.

Brocq. — Alopécies congénitales. *Pratique dermatologique*, t. I, p. 358.

Brooke. — *Beitrag zur Lehre über die Genese der Horngebilde Mittheil. aus d. embry. Inst.* Wien, Bd II, 1883, p. 159.

Csatkai. — Ein Fall von kongenitalen Hautdefekten. *Monatshefte für prakt. Derm.*, 1900, t. I, p. 54.

Daniel et Cordes. — Case of fœtal Ichthyosis. *Journal of the American Association*, 27 octobre 1900, p. 1081. *Annales de Derm.*, 1901, p. 589.

Danlos. — Alopécie congénitale peladiforme simulant absolument la pelade. *Annales de Dermatologie et de Syphiligraphie*, 1901, p. 432.

Danlos. — Altération des cheveux voisine du monilethrix. *Annales de Derm. et de Syph.*, 1901, p. 357.

Doctor. — Ueber das Verhältniss der Darierschen Krankheit zur Ichthyosis. *Archiv f. Derm. u. Syphil.*, Bd XLVI, H. 3.

Dubreuilh. — Le signe de Nikolsky dans le pemphigus. *Annales de Dermat. et de syph.*, 1901, p. 72.

Dubreuilh et Guelain. — Akrokératome héréditaire. *Soc. de Derm et de Syph. Annales*, 1901, p. 181.

Elliot. — Uber zwei Fälle von Ichthyosis intra-uterina. *Monats. f. prak. Derm.*, 1861, t. I, p. 499.

Elliot. — Epidermolysis bullosa. *Journal of cut. and genit. ur. diseases*, janvier 1896.

Elliot. — Keratosis sebacea combinirt mit hypertrichosis. *New-York med. Journ.*, 1885, p. 64.

Elliot. — Histopathologie de l'épidermolyse bulleuse. *New-York med. Journ.*, 1900, nos 16, 17.

L. Forchheimer. — Ein Fall von Leukonychia verbunden mit koilonychia. *Dermatologisches Centralblatt*, Bd II, no 2, nov. 1898.

E. Fournier. — *Stigmates dystrophiques de l'hérédo-syphilis.* Th. Paris, 1898, p. 216.

C. Fox. — Alopécie congénitale. *Dermatol. Soc. of London*, séance du 8 déc. 1897.

Fox. — Cas litigieux. *Journ. of cut. and g. ur. dis.*, 1896. *Monatsh. f. prakt. Derm.*, t. II, p. 25, 1896.

Galloway. — Dermatites exfoliatrices généralisées. *Annales de derm. et de syph.*, 1899, p. 589.

Goldscheider. — Ausgebreiteter Ichthyosis starker Hyperhydrosis des Gesichts *Verh. der berl. derm. Gesells.*, 2 février 1892.

Grünfeld. — Ein Fall von Epidermolysis bullosa congenita. *Archiv für Derm. u. Syph.*, Bd 43-44, 1898.

Hallopeau. — Nouvelle note sur la dermatose bulleuse héréditaire et traumatique. *Annales de dermatol. et de syph.*, 1898, p. 721.

Hallopeau. — Dermatose bulleuse infantile avec cicatrices indélébiles, kystes épidermiques et manifestations buccales. *Annales de derm. et de syph.*, 1890, p. 414.

Hallopeau. — Sur les cicatrices d'apparence ortiée dans la dermatose bulleuse héréditaire et traumatique. *Soc. de derm. et de syph.*, 4 mai 1899.

Herzfeld. — Ein Fall von Epidermolysis bullosa hereditaria. *Berl. klin. Woch.*, 1892, n° 34.

Huber A. — Ueber atrophia idiopathica diffusa cutis progressiva. *Archiv f. Derm. u. Syph.*, 1900, Bd 52, H.

Hudelo. — Aplasie moniliforme familiale des cheveux. *Annales de derm. et de syph.*, 1892, p. 1144.

Hutchinson J. — Deux cas de nanisme avec absence des poils et des ongles. *Archives of surgery*, 1895, p. 140.

Hutchinson. — Sur le pemphigus et ses variétés. *Monatshefte f. prak. Derm.*, 1899, t. I, p. 463.

Hyde. — Trois cas d'hyperkératose palmaire et plantaire. *Monatsh. f. prak. Derm.*, 1887, p. 884.

Isaac. — Xerodermie pilaire. *Berlin. derm. Gesells.* — *Dermatol. Zeitschrift*, 1899, p. 687.

Ivanyi. — Ein Fall von Ichthyosis. *Monatshefte für prakt. Derm.*, 1899, t. II, p. 413.

Jacobi. — *Zur Casuistik der Ichthyosis palmaris et plantaris cornea familiaris.* Inaug. dissert. Erlangen, 1897. *Archiv f. Derm. u. Syph.*, t. XLV, p. 277.

Jeanselme. — Sur l'aplasie moniliforme des cheveux. *Annales de derm. et de syph.*, 1897, p. 213.

Kobner. — Hereditäre Anlage zur Blasenbildung (Epidermolysis bullosa). *Deustche Med. Woch.*, 1886, n° 2.

Ledermann. — Epidermolyse bulleuse héreditaire. *Soc. Berlin. de Dermat.*, 7 novembre 1897. Analysé in *Annales*, 1898, p. 801.

Lejard. — Troubles trophiques des ongles, des poils, des dents chez les crétins. *Soc. de Biol.*, 15 octobre 1892.

Lesser. — Ueber Ringelhaare. *Monatshefte für prak. Derm.*, 1885, p. 371.

Liebreich. — Ueber die biologische Bedeutung der vernix caseosa. *Monatsh. für prak. Derm.*, 1892, t. II, p. 546.

Luitheln. — Dermatitis exfoliativa Ritter Handbuch der Hautkrankheiten. — Herausgegeben von Mracek. Wien-Hölder 1902. *Archiv für Derm. u. Syph.*, Bd 47, H. 3.

Luitheln. — Epidermolysis bullosa. *Même traité.*

Mauriac. — *Syphilis tertiaire et syphilis héréditaire.* Paris, 1890, p. 1115.

Michœlson. — Ueber Epidermolysis bullosa hereditaria. *Deutsche Med. Woch.*, 1900, n° 16.

Millard. — Erythema scarlatiniforme desquamativum. *Lancet*, 13 april 1901, p. 1078.

Montgomery. — Ueber in Fall von erblicher continuirlicher Abstossung der Fingernägel. *Jour. of cut. and genito-urin. diseases*, juin 1897. *Archiv f. Derm. u. Syph.*, p. 147, 1899, t. XLIX.

Munnich. — Zwei Fälle von Ichthyosis fœtalis. *Monatshefte für prak. Derm.*, 1886, p. 240.

Nicolle Hallipré. — Maladie familiale caractérisée par des altérations des cheveux et des ongles. *Annales de derm. et de syph.*, 1895, p. 804.

L. Nielsen. — Epidermolyse bulleuse héréditaire. *Soc. danoise de Dermatol.*, février 1899. *Dermatol. Zeitsch.*, 1899, p. 239.

Novello. — Hyperhydrosis des Handrückens und des unteren Endes des linken Vorderarms. *Monatsh. für prak. Derm.*, 1888, t. II, p. 1113.

Ollivier. — Un cas d'hyperhydrose locale héréditaire. *Gazette méd. de Paris*, 1873, n° 24.

Pavloff. — Entstehung und Schicksale des Keratohyalins vor und nach Geburt. *Monatshefte für prakt. Derm.*, 1889, 1. II, p. 302.

Max Peukert. — Ueber Ichthyosis. *Dermat. Zeitschrift*, 1899, p. 171.

Philippson. — Epidermolyse traumatique. *Giornale ital. delle malat. ven. e del. pelle*, 1900, f. 5.

Pinkus. — Ein Fall von hypotrichosis. *Archiv f. Derm. u. Syph.*, t. L, p. 347, 1899.

Pollitzer. — Ueber die Natur der von Zander im embryonalem Nogel gefundenen Körnerzellen. *Monatsh. f. prak. Derm.*, 1889, t. II, p. 346.

Pospelow. — Atrophia cutis maculosa. *Soc. de Derm.* de Moscou. *Zeitsch. f. Dermat.*, 1899, p. 231.

Ravogli. — A case of erythroderma squamosum. *Journ. of American med. Association*, 13 juillet 1901, p. 109.

Riecke. — Ueber Ichthyosis congenita. *Archiv f. Derm. u. Syph.*, 1900, Bd LIV, H. 2-3.

S. Roach. — Ein interessanter Fall von Pemphigus. *Monat. f. prak. Derm.*, 1899, t. II, p. 280.

Rona. — Zwei Fälle einer mit Epidermolysis bullosa konsekutiver Hautatrophie. *Arch. für Derm. u. Syph.*, Bd, L, p. 339.

Russel. — A case of Epidermolysis bullosa. *Journ. of cutan. and g. u. dis.*, septembre 1900.

Sabouraud. — Sur les cheveux moniliformes. *Annales de derm. et de syphil.*, 1892, p. 780.

Sabolotski. — Ichthyosis. *Monatshefte für prak. Derm.*, 1900, t. I, p. 569.

Schmidt. — Case of epidermolysis bullosa hereditaria. *Journ. of the American med. Association*, 31 août 1901, p. 556.

Schütz. — Ein Fall von Spindelhaaren. *Archiv für Derm u. Syph.*, 1900, t. LIII, p. 69.

Sherwell. — Ein Fall von kongenitaler dermatitis herpetiformis. *Journ. of cut. and génit. ur. dis.*, 17 oct. 1899. *Monatsh. f. prak. Derm.*, 1899, p. 575, t. II.

Sherwell. — Doppelseitige keratosis bei Mutter und kind. *Monatshefte f. prakt. Derm.*, 1899, t. II, p. 527.

Tenneson. — Kératose pilaire et aplasie moniliforme. *Annales de derm. et syph.*, 1892, p. 1147.

Tommasoli. — Akrokeratoma hystriforme hereditarium. *Atlas internat. des maladies rares*, n° 28, fasc. 9.

Torok. — Epidermolysis bullosa hereditaria. *Arch. f. Derm. u. Syph.*, 1899. Bd. XLVII, p. 402.

Thost. — *Ueber erbliche Ichthyosis palmaris u. plantaris cornea.* Inaug. dissert., Heildelberg, 1880.

Unna. — *Die Histo-pathologie der Hautkrankheiten* (passim).

Varga. — Ein Fall von Epidermolysis bullosa hereditaria. *Archiv f. Derm. u. Syph.*, t. XLVI, p. 133.

Washmuth. — Beitrag zur Lehre von der hyperkeratosis diffusa congenita. *Beit. z. pathol. Anat.*, Bd, XXVI.

White. — Dystrophia unguium et pilorum hereditaria. *Monatsh. f. prak. Derm.*, 1896, t. II, p. 309.

Winfield. — Ein Beitrag zur Etiol. der Ichthyosis congenita. *Journ. of cut. genit. ur. diseases*, nov. 1897.

TABLE DES MATIÈRES

	Pages
INTRODUCTION	9
CHAPITRE PREMIER. — **Aperçu embryologique**	13
CHAPITRE II. — **Lésions de développement des phanères et des glandes**	27
CHAPITRE III. — **Les kératodermies palmaires et plantaires congénitales et leurs associations**	45
CHAPITRE IV. — **Aplasies dermo-épidermiques**	65
CHAPITRE V. — **Lésions généralisées.**	70
§ 1. — *Desquamation des nouveau-nés*	72
§ 2. — *Ichthyose sébacée. — Desquamation lamelleuse. — Kératome et malin diffus.*	75
§ 3. — *Ichthyose fœtale*	85
§ 4. — *Erythrodermies congénitales ichthyosiformes avec hyperépidermotrophie.*	88
A. — Erythrodermie congénitale ichthyosiforme avec hyperépidermotrophie sans complication de bulles	88
B. — Erythrodermies congénitales ichthyosiformes avec hyperépidermotrophie compliquée de bulles	119
CHAPITRE VI. — **Lésions congénitales à prédominance symptomatologique bulleuse. Akantholyse. Epidermolyse bulleuse et ses dérivés.**	141
CONCLUSIONS et CLASSIFICATION.	15
INDEX BIBLIOGRAPHIQUE	15

31-7-02. — Tours, imp. E. Arrault et Cⁱᵉ.